LES SCLÉROSES
DE L'UTÉRUS

PAR

LE DOCTEUR ÉTIENNE BRIOUDE

PARIS
IMPRIMERIE F. LEVÉ
17, RUE CASSETTE, 17

1896

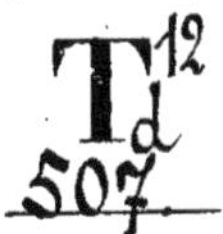

LES SCLÉROSES

DE L'UTÉRUS

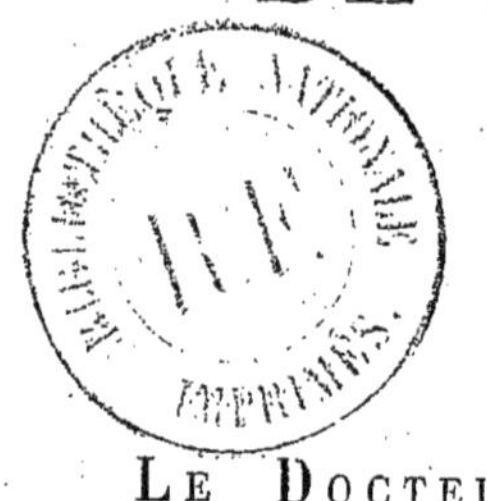

PAR

LE DOCTEUR ETIENNE BRIOUDE

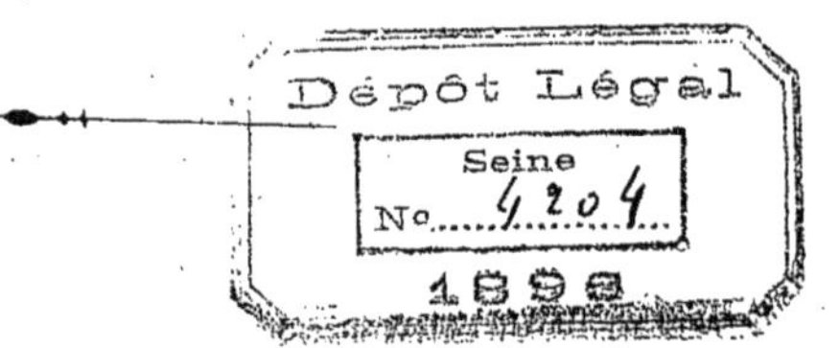

PARIS
IMPRIMERIE F. LEVÉ
17, RUE CASSETTE, 17

1896

A NOTRE PRÉSIDENT DE THÈSE

MONSIEUR LE PROFESSEUR LE DENTU

HOMMAGE TRÈS RESPECTUEUX

A NOTRE MAITRE

LE DOCTEUR DOLÉRIS

Médecin accoucheur de l'hôpital de la Pitié.

TÉMOIGNAGE DE PROFONDE RECONNAISSANCE

A MONSIEUR LE Dr BÉLIÈRES

Médecin de la grande chancellerie de la Légion d'Honneur.

AFFECTUEUX SOUVENIR

A LA MÉMOIRE DE MON PÈRE ET DE MA MÈRE

Puisse cette dédicace s'élever jusqu'à vos âmes nobles et généreuses, comme une offrande de respect, d'amour et de regret !

A MES FRÈRES ET A MON COUSIN BRIOUDE D'AURILLAC

A TOUS MES AMIS

INTRODUCTION

Nous devons à notre excellent maître M. Doléris l'idée de ce travail, basé sur l'étude clinique et anatomique de quelques observations tirées de sa pratique ayant trait à la sclérose utérine.

L'histoire de cette question étant à peine ébauchée en France et à l'Etranger, nous avons pensé que nous ne pouvions mieux faire que de choisir ce sujet plein d'intérêt, pour notre thèse inaugurale.

Nous n'avons pas tardé cependant à constater que nous allions nous heurter à des difficultés : nous nous trouvions en effet en face d'une étude qui relevait surtout de l'anatomie pathologique ; de plus, nos recherches bibliographiques venaient de nous révéler que nous avions peu de chose à glaner dans la littérature médicale classique, presque personne ne s'étant occupé de cette question, comme nous le verrons dans notre historique.

Grâce aux conseils dévoués de notre maître, toujours heureux de venir en aide à ses élèves et aux démonstrations savantes de son chef de laboratoire, le docteur Bourges, nous avons pu mener à bonne fin notre programme.

Nous n'avons pas la prétention de dire le dernier mot sur la question de la sclérose utérine, qui laisse encore assez vaste le champ aux investigations : mais nous croyons cependant avoir fait bonne besogne en attirant l'attention des gynécologues sur une lésion qui passe trop souvent inaperçue, surtout à ses débuts.

Notre travail est ordonné de la façon suivante : Après une étude sommaire sur la sclérose en général, nous abordons l'étude de tous les processus fibreux, qu'on est susceptible de rencontrer dans l'utérus : d'abord dans le col, puis dans le corps. Le plus fréquent est produit par les inflammations dues aux microbes pathogènes.

Nous passons ensuite en revue les états inflammatoires créés par la tuberculose et la syphilis utérine.

Nous consacrons quelques pages aux traumatismes utérins, et sous cette dénomination, nous comprenons les lésions [causées par des manœuvres opératoires mal conduites, les déchirures du col de l'utérus, l'action des corps étrangers, et enfin les cautérisations, soit au fer rouge ou au chlorure de zinc, qui étaient si en honneur il y a quelques années dans le traitement de la métrite.

Nous avons écrit un chapitre sur les scléroses diffuses, répondant à ce que certains auteurs ont appelé la diathèse fibreuse.

Nous terminons enfin notre travail par une étude symptomatique de cette maladie et quelques mots du traitement.

Nous avons joint à ce travail plusieurs planches qui faciliteront la compréhension de nos descriptions.

Avant d'aborder notre sujet, que M. le Professeur Le Dentu nous permette de lui adresser l'expression de notre respectueuse gratitude, pour l'honneur qu'il nous a fait en acceptant la présidence de cette thèse.

Nous tenons à remercier tout particulièrement notre excellent maître M. Dolléris, pour les savantes leçons qu'il nous a données pendant le temps que nous avons passé dans son service, et surtout pour l'amitié qu'il nous faisait l'honneur de nous accorder. Qu'il veuille bien croire encore une fois à notre profonde reconnaissance.

Nous adressons aussi nos remercîments à M. le docteur Bourges, chef du laboratoire, pour les mille bontés qu'il a eues pour nous pendant notre séjour dans le service, et surtout pendant le cours de ce travail.

Nous prions les docteurs Muselier, médecin de l'hôpital Lariboisière,

Richelot, professeur agrégé, chirurgien de l'hôpital Saint-Louis,

Rigal, professeur agrégé, médecin de l'hôpital Beaujon,

Robin, professeur agrégé, médecin de l'hôpital de la Pitié,

Jaccoud, professeur de clinique de la Faculté ; nos maîtres dans les hôpitaux, d'accepter l'expression de notre vive reconnaissance, pour l'enseignement savant et dévoué qu'ils nous ont donné pendant le cours de nos études médicales.

Nous prions aussi M. le docteur Bélières, médecin de la grande chancellerie de la Légion d'honneur, de croire à notre vive gratitude pour la sympathie qu'il nous a toujours témoignée.

Que M. le docteur Regnault, ancien prosecteur de la Faculté, veuille bien accepter l'expression de notre reconnaissance pour la cordialité qu'il n'a cessé d'avoir pour nous pendant le cours de nos études médicales.

Nous ne voulons pas oublier d'adresser notre plus affectueux souvenir à tous nos amis de Neuvéglise, qui, en maintes circonstances, nous ont donné la marque de la plus profonde amitié ; à tous, nous disons merci.

SCLÉROSES DE L'UTÉRUS

SCLÉROSE EN GÉNÉRAL

La sclérose est produite par l'hyperplasie du tissu conjonctif. Le terme de sclérose est, au point de vue étymologique, mal choisi, le mot sclérose signifiant dureté, induration d'un tissu ou d'un organe ; or, nous savons que l'induration d'un organe peut exister sans que cet organe soit le moins du monde entaché de sclérose. Qu'il nous suffise de citer la dégénérescence cireuse ou amyloïde du foie, du rein ou de la rate, que l'on rencontre assez souvent en anatomie pathologique (1). On peut distinguer deux stades dans l'évolution de toute sclérose : un stade hypertrophique, un stade atrophique. Le stade hypertrophique se montre presque toujours au début de l'affection, cette hypertrophie est surtout due à l'engorgement dont l'organe est le siège. Quand on examine au microscope des coupes de tissu en voie de dégénérescence scléreuse, on aperçoit dans son épaisseur de nombreux vaisseaux de nouvelle formation, en outre des vaisseaux propres de l'organe. Les vaisseaux de néo-formation se modifient vite, ils s'affaissent, se rétractent, s'atrophient et disparaissent sans laisser d'autres traces que quelques rares cellules amincies et quelques canalicules capillaires.

Dans certains organes parenchymateux, ces vaisseaux, de nouvelle formation, remplissent un rôle très important, car ils régula-

(1) Letulle. *Traité de l'inflammation*.

risent la circulation en fournissant des voies dérivatrices au sang, auquel l'accès des veines correspondantes est devenu impossible par la suppression des capillaires. Ces vaisseaux de nouvelle formation n'ont pas de paroi propre, ils sont comme creusés dans le tissu de sclérose. Celui-ci en est quelquefois criblé, et présente alors une certaine analogie avec le tissu caverneux. Au fur et à mesure que le tissu de sclérose vieillit, il se rétracte, devient dur, ferme, sec, compact. A ce moment, les éléments nobles composant l'organe sont notablement amoindris, et quelquefois entièrement disparus. Sur des coupes on les trouve enclavés au milieu du tissu scléreux, étranglés par lui.

La sclérose se présente dans les organes sous deux formes différentes : sous une forme locale et sous une forme diffuse. Quand elle affecte la forme locale, on constate un foyer unique, ou des îlots disséminés dans une étendue plus ou moins considérable ; c'est alors dans le foie, par exemple, à une cirrhose insulaire que nous avons affaire ; à son tour, elle pourra être discrète ou confluente, suivant le nombre et l'étendue des foyers. D'autres fois, on voit, sur des coupes de tissu en voie de dégénérescence scléreuse, des placards de tissu fibroïde dessiner des bandes plus ou moins arrondies, semblant enserrer dans leurs replis les îlots du parenchyme en apparence respectés ; on se trouve alors en présence d'une sclérose annulaire (1).

La sclérose diffuse semble, au contraire, infiltrer la totalité de l'organe. Elle envoie alors des travées dans tous les sens. Quand on examine un organe envahi par une sclérose diffuse, il est impossible de dire où commence le processus morbide, et surtout où il finit.

PATHOGÉNIE

La sclérose se rencontre surtout chez les individus dont l'orga-

(1) Letulle. *Traité de l'inflammation.*

nisme est sous l'empire d'une diathèse, ou dont les organes sont le siège d'inflammations chroniques.

La sclérose, dans ces cas, semble toujours débuter par l'appareil circulatoire; un grand nombre d'auteurs ont constaté ce fait. Duplaix, dans un travail des plus sérieux, rapporte dix-sept observations, où la partie concernant l'histologie a été l'objet de tous ses soins. Tous les malades étudiés par l'auteur étaient atteints de scléroses multiples, à des étapes différentes de la maladie.

Après un examen minutieux de chaque organe, l'auteur a toujours trouvé l'artério-sclérose, comme lésion première. Les auteurs ne s'accordent pas pour fixer quel est le point de départ de l'artérite. Les uns avec Martin prétendent que c'est l'endartérite qui débute ; les autres avec Duplaix croient que c'est au contraire la péri-artérite.

L'endartérite oblitérante une fois établie, la nutrition de l'organe est bientôt défectueuse, les éléments nobles s'émacient, puis finissent par disparaître ; la trame conjonctive, au contraire, prolifère, s'épaissit, l'organe s'hypertrophie, pour bientôt s'atrophier, quand la gêne circulatoire s'est accrue dans de très grandes proportions. La sclérose débuterait pour Martin, le plus loin possible des artères malades. Pour cet auteur, le processus de dégénérescence est la conséquence d'un simple trouble de nutrition et non d'une inflammation venue des tuniques artérielles : ce sont des scléroses dystrophiques, comme il les appelle.

Pour Duplaix, la sclérose se produirait par un mécanisme tout différent. La péri-artérite serait la lésion primitive, et l'artère ou la veine serait un centre autour duquel se développerait le tissu scléreux, qui marcherait ici du centre à la périphérie. Cet auteur affirme avoir toujours rencontré la péri-artérite, il a aussi quelquefois constaté l'endartérite ; mais, dans bon nombre de cas, cette endartérite faisait défaut, alors que la péri-artérite existait toujours.

Dans ces formes on voit sur des coupes, autour de l'artère

malade, des bandes conjonctives se colorant très fortement par le carmin et infiltrées çà et là de cellules embryonnaires ; le calibre de l'artère est très notablement diminué, et quelquefois elle est elle-même oblitérée, par suite des bandes fibreuses qui l'enserrent. A la suite de ces lésions, l'atrophie de la fibre musculaire est constante, les foyers de sclérose exerçant sur elle des compressions qui lèsent sa nutrition.

M. Letulle, dans son Traité sur l'inflammation, bat en brèche ces différentes théories ; il pense que l'artério-sclérose n'est pas la première manifestation de la sclérose, et il apporte à l'appui de cette opinion des cas de sclérose viscérale, où les vaisseaux étaient restés indemnes de toute lésion scléreuse. Pour l'auteur, la sclérose peut se développer simultanément dans le parenchyme et dans les vaisseaux ; mais il se refuse à admettre que la lésion des vaisseaux soit la première manifestation indispensable de toute sclérose viscérale ; nous aurons occasion, dans le cours de ce travail, de revenir sur cette question. Nous nous réservons alors de la discuter plus longuement.

A côté des scléroses vasculaires que nous venons d'étudier, il existe toute une classe de scléroses locales qui offrent, elles aussi, un grand intérêt.

En premier lieu, nous pouvons citer les scléroses cicatricielles. Quand, dans un organe, il s'établit une solution de continuité, il est comblé par un tissu cicatriciel, qui est formé par la prolifération du tissu conjonctif. Les scléroses évoluant à la suite des brûlures ou des cautérisations rentrent dans ce groupe.

Nous rencontrons ensuite les scléroses produites par les inflammations diffuses, aiguës ou chroniques. Dans ce groupe rentrent les scléroses dues aux congestions passives, dont le foie cardiaque est un exemple.

Nous mentionnerons ensuite les scléroses consécutives aux inflammations des parenchymes ; dans ce groupe, les inflammations glandulaires ou épithéliales jouent un rôle important, cette altération irritative de l'épithélium glandulaire se traduit anatomiquement par le retour de l'épithélium à sa forme embryonnaire ; la lésion interstitielle qui en est la conséquence se traduisant aussi, dans les phases initiales tout au moins, par un retour du tissu conjonctif vers le même état. C'est dans les glandes que l'on peut reconnaître l'évolution spéciale de ce processus, évolution que les faits expérimentaux ont surtout bien mis en évidence (1).

Dans ce même cadre, nous devons placer les scléroses dues aux dégénérescences parenchymateuses, dont on trouve quantité d'exemples dans les scléroses du système nerveux ; ces scléroses doivent encore être rattachées à l'histoire de l'inflammation (2).

En tête des causes de la sclérose en général se place l'inflammation chronique, qui produit dans les endroits où elle se développe un appel souvent considérable de sang ; et la formation d'un grand nombre de cellules embryonnaires, qui se groupent en général autour des vaisseaux sanguins. Deux cas se présentent alors : ou l'inflammation disparaît ou elle persiste. Si elle disparaît, les cellules embryonnaires sont résorbées et le tout revient à l'état normal; dans le cas contraire, ces mêmes cellules embryonnaires se transforment à la longue en tissu scléreux.

La sclérose considérée comme maladie générale ne se rencontre que chez les individus qui se trouvent sous le coup d'une diathèse, ou chez ceux dont le passé pathologique a profondément lésé les tissus, les mettant ainsi dans une situation de moindre résistance. Les arthritiques, par exemple, qui se trouvent en butte à toutes les affections, qui ont leur source dans une nutrition viciée; nous savons qu'ils peuvent être graveleux, diabétiques ou goutteux, etc., suivant le milieu et les circonstances.

Les rhumatisants payent aussi un large tribut à la sclérose; Bouillaud avait déjà attiré l'attention sur ce fait; il fut le premier à enseigner que le rhumatisme frappe non seulement le cœur,

(1) Balzer. Article *Sclérose* du *Dictionn. Jaccoud.*

(2) *Ibid.*

mais aussi les petits vaisseaux où il produit des altérations chroniques aboutissant à la sclérose.

Nous avons encore comme causes de sclérose les intoxications chroniques produites par l'alcool, le plomb, l'opium, le tabac, qui produisent à la longue les plus grandes perturbations dans l'organisme, adultérant profondément la cellule animale, et la rendant souvent impropre au rôle physiologique qu'elle doit remplir.

Nous n'oublierons pas dans cette étiologie la syphilis, qui est, par excellence, la maladie sclérogène. Elle agit sur l'organisme, en viciant le sang et, par suite, toute la nutrition; elle agit surtout sur l'appareil circulatoire. Nous savons combien sont fréquentes les artérites syphilitiques, qui amènent les plus grandes perturbations dans les organes.

Comme causes locales, nous rencontrons encore l'inflammation qui peut être circonscrite. Les déchirures qui sont toujours comblées par du tissu fibreux, emprisonnant souvent les vaisseaux ou les nerfs, qui causent alors une mauvaise nutrition des parties voisines, ou de vives douleurs par suite des compressions que les brides fibreuses exercent sur les filets nerveux.

Les brûlures accidentelles ou les cautérisations thérapeutiques arrivent à donner les mêmes effets.

En un mot, toutes les causes, qui irritent un tissu et qui provoquent une inflammation. Pour nous résumer, nous pouvons dire que les causes d'ordre général et les causes d'ordre local doivent souvent se combiner pour arriver au même but.

SCLÉROSE DE L'UTÉRUS. — HISTORIQUE

Le terme de sclérose utérine est employé par Skene, gynécologue américain, qui prétend l'avoir employé le premier, il y a environ vingt ans, pour désigner une affection de l'utérus qui jusqu'alors était connue sous divers noms, tels que : métrite chronique, interstitielle, — hypertrophie inflammatoire, hypertrophie aréolaire. Nous ne trouvons cependant un paragraphe précis sur cette lésion, que dans l'ouvrage de cet auteur qui a été édité en 1892.

Antérieurement, Gallard en France (1863) employait le même terme, dans un sens identique. Cet auteur fait remarquer que si on veut bien suivre la filiation des phénomènes anatomo-pathologiques qui se succèdent pour conduire de la simple congestion à l'état atrophique ultime de la métrite chronique, en passant par les diverses périodes de cette affection, on voit que, sous ce point de vue, l'utérus ne diffère en rien des autres organes de l'économie, et que les altérations qu'il subit sont tout à fait comparables à celles qui se passent dans le foie, pour aboutir à la cirrhose ; dans le rein, pour conduire à l'atrophie qui est le dernier terme de la maladie de Bright, et dans la substance nerveuse pour se terminer par la sclérose. C'est là une lésion unique, toujours la même, procédant de la même façon et suivant la même marche, quel que soit le tissu dans lequel elle se développe.

Il ne s'agit là toutefois que d'un processus spécial inflammatoire diffus, et une certaine confusion se surprend aisément dans une telle conception.

Notre maître M. Doléris a contribué largement à son tour à consacrer ce terme de sclérose utérine en le précisant; il a été même plus loin que ses devanciers ; car il a montré par de nombreuses recherches historiques (1) que la sclérose utérine n'était pas une simple vue de l'esprit, mais bien un processus d'origine complexe, dont il a donné la démonstration anatomique. Nous avons été un peu étonné de constater que tous les livres classiques que nous avons entre les mains soient muets sur cette question de la sclérose utérine, qui a le mérite de faire cesser la confusion dans la terminologie d'une affection, qui doit préoccuper à juste titre le gynécologue.

La sclérose utérine est un changement de structure produit par une inflammation chronique, ou un trouble dans la nutrition de l'organe. Skene dit qu'elle peut être plutôt considérée comme le produit d'une action morbide que d'une maladie active. Cette opinion, assez vague en elle-même, semble indiquer que l'auteur voit dans le processus scléreux plutôt un résultat qu'une évolution actuelle.

On peut considérer deux stades bien tranchés dans l'évolution de cette affection : un stade hypertrophique et un stade atrophique ou d'induration.

Pendant la première phase de la maladie, l'utérus est gros, congestionné, mou, saignant facilement ; mais, à mesure que l'affection fait des progrès, l'utérus devient de plus en plus ferme pour atteindre le stade atrophique. On constate alors, lorsque l'affection est établie, une très grande dureté de la matrice, accompagnée d'anémie, provenant de la pression exercée sur les vaisseaux par les brides scléreuses ; la composition des tissus de l'utérus varie avec les différentes époques et les variétés de l'affection.

Le col et le corps peuvent être frappés séparément.

(1) Pathogénie et traitement des affections du col de l'utérus (*Congrès de Madrid*, 1888). — Métrite cervicale : Anatomie pathologique (Doléris et Mangin, 1888). — Pathologie et chirurgie du col de l'utérus (*Congrès français de chirurgie*, 1890). — Métrite cervicale : Doléris et Bonnet (*N. A. de Gyn.*, 1891). — Fausses Métrites (*N. A. de Gyn.*, 1893).

Dans la sclérose diffuse, la totalité de l'organe est infiltrée de tissu fibreux.

Skene prétend que, lorsque la sclérose a envahi la matrice, jamais elle ne rétrocède; Noeggerath affirme, sans preuves justificatives, que cette affection prédispose au cancer; cette opinion ne nous semble pas mériter une discussion.

SCLÉROSE UTÉRINE

Inflammation due aux microbes pathogènes.

La sclérose se développe dans l'utérus à la suite de plusieurs causes ; parmi celles-çi la plus importante est certainement l'*inflammation*.

Cette inflammation est due à une infection.

Les infections proviennent de microbes divers que nous étudierons plus loin ; elles pénètrent généralement par le col et ce sont elles qui provoquent la plupart des métrites cervicales.

Plus rarement elles peuvent être dues à une affection antérieure des trompes ; l'infection utérine se fait alors au niveau de la portion intra-utérine des trompes.

Enfin certaines maladies générales, comme la syphilis ou la tuberculose, peuvent donner lieu à une sclérose qui est la conséquence d'une inoculation locale ou d'une infection générale de l'organisme.

Tous les *traumatismes* peuvent se compliquer d'inflammation et par suite de sclérose ; nous comprenons sous cette dénomination de traumatismes les déchirures du col, les plaies opératoires ou les caustiques et les cautérisations avec le fer rouge.

Enfin la réaction qui se fait autour d'un corps étranger enfermé dans le parenchyme utérin ou bien d'une tumeur enkystée peut conduire au même résultat.

Tandis que la sclérose, d'origine infectieuse, ne reste pas nettement limitée à un point très circonscrit de l'utérus et peut même se généraliser à tout l'organe, la sclérose d'origine traumatique est toujours une sclérose locale.

A côté des scléroses d'origine inflammatoire que nous venons d'énumérer, on rencontre, chez les sujets prédisposés aux transformations scléreuses des différents viscères, des *scléroses générales* de l'utérus. Suivant les théories pathogéniques, elles dépendraient de lésions artérielles primitives (artério-sclérose) ; ou d'une modification portant non seulement sur les vaisseaux, mais sur tous les tissus de l'organisme (Diathèse scléreuse, Debove).

SCLÉROSES INFLAMMATOIRES

SCLÉROSES INFLAMMATOIRES D'ORIGINE INFECTIEUSE

Nous débuterons dans notre étude sur les scléroses utérines par celles qui ont pour étiologie les inflammations d'origine infectieuse. Nous décrirons successivement les scléroses consécutives à l'infection de l'utérus par les microbes pathogènes à l'action desquels il est le plus souvent exposé ; puis nous passerons à celles qui succèdent à des infections spéciales, comme la syphilis ou la tuberculose.

Pour la description de la première partie de cette étude, nous l'emprunterons au récent ouvrage que vient de faire paraître M. Doléris sur la pathologie générale des inflammations génitales de la femme.

L'étiologie de ces inflammations peut être ramenée à trois chefs principaux :

1° Les inflammations banales et suppuratives simples ;

2° L'inflammation puerpérale ;

3° L'inflammation blennorrhagique.

L'inflammation puerpérale et l'inflammation blennorrhagique sont séparées assez nettement des inflammations banales, grâce à la tendance qu'ont les auteurs aujourd'hui de leur attribuer à chacune un agent étiologique spécial et univoque. Pour l'inflammation puerpérale, c'est le *streptococcus puerperalis* que notre maître fut le premier à étudier ; pour l'inflammation blennorrhagique, c'est le *gonococcus* de Neisser.

A côté des microbes spécifiques, il existe d'autres microbes qui peuvent, dans certains cas, produire des inflammations utérines ; ce sont les staphylocoques blancs et dorés, des streptocoques que l'on a rencontrés dans le col en dehors de la puerpéralité, et qui peuvent y développer des inflammations atténuées; enfin certains saprophytes ayant l'aspect de cocci ou de bacilles (*Peraire Wolf*). On a même accusé certains protozoaires de pouvoir produire un tel travail pathologique (*Tulliossidoria*).

Il peut très bien arriver, et les cas ne sont pas rares, que l'inflammation utérine soit produite par une association des différents microbes que nous venons de passer en revue.

Les infections banales peuvent être provoquées par ces microbes, que l'on rencontre souvent dans le vagin de la femme. Ces infections se rencontrent surtout chez les jeunes personnes encore vierges dont les muqueuses, toujours très fragiles, s'enflamment au contact du moindre saprophyte. Lorsqu'il y a déchirure de la muqueuse, les lymphatiques contribuent en grande partie et très vite à transmettre l'inflammation aux organes profonds. Ce qui caractérise pourtant les lésions de l'inflammation banale, c'est qu'elles tendent à rester localisées au foyer d'inoculation et à créer des affections limitées.

Dans l'inflammation puerpérale, c'est, comme nous l'avons déjà vu, le streptococcus qui est considéré comme l'agent infectieux spécifique ; cependant un certain nombre d'auteurs prétendent qu'en dehors du streptocoque, l'infection puerpérale peut être provoquée par le staphylocoque (comme l'ont montré Zweifell, Felhing, Brieger), par le bacillus coli communis (Chantemesse, Widal, Legry). On comprend aisément que, s'il reste dans la cavité utérine des débris placentaires, ils soient envahis dans certains cas par des saprogènes, qu'ils se putréfient, et deviennent ainsi le point de départ d'inflammations locales.

Après l'accouchement, l'utérus se trouve ouvert à toutes les bactéries, la plaie placentaire est surtout le point vulnérable. De plus, après le travail, l'utérus est fatigué par le long surmenage qu'il vient de subir, traumatisé par le fœtus, il n'a plus la force nécessaire pour réagir, à la manière dont le font nos tissus quand ils sont menacés par l'infection. Il existe souvent sur le conduit utéro-vaginal des déchirures qui communiquent avec les parties profondes par les lymphatiques, qui transmettront l'infection si elle se présente.

Souvent même avant le travail, il existait un peu d'inflammation localisée au col ; nous savons que la cervicite n'est pas chose rare pendant le cours de la grossesse, elle peut donc, quand elle existe, servir d'initium à une complication puerpérale ; cette lésion préexistante entretenait depuis longtemps le germe torpide d'une inflammation que le traumatisme obstétrical est venu réveiller. Mais, dans la majeure partie des cas, ce sont les infections secondaires qui donnent naissance aux inflammations puerpérales, et ici c'est souvent l'accoucheur qui doit être déclaré responsable.

La troisième forme inflammatoire, de beaucoup la plus commune, est produite par le gonocoque ; on sait combien est grande la place que tient la blennorrhagie dans l'étiologie des affections utérines et péri-utérines.

Une fois déposé dans le canal vaginal, quelle route va suivre le gonocoque pour pénétrer dans les autres organes de l'appareil génital? Suivant l'opinion de certains auteurs, le gonocoque pourrait suivre trois voies :

1° Une fois déposé sur la vulve, il peut pénétrer dans le vagin et de là dans l'utérus, grâce à un mouvement analogue à celui du spermatozoïde ; il se pourrait même que ces derniers jouent un certain rôle dans le cheminement du gonocoque vers les organes profonds ;

2° Il peut pénétrer par les voies lymphatiques et même, d'après Klein, passer de l'endométrium dans le tissu conjonctif et de là arriver directement aux ovaires sans l'intermédiaire des trompes.

M. Doléris est porté à contester la possibilité de la pénétration directe du gonocoque dans le tissu conjonctif péri-utérin. Les observations cliniques ne permettent pas, à son avis, de l'admettre, et la voie interne muqueuse semble être aussi ordinaire au gonocoque, que la voie externe l'est pour le streptocoque puerpéral.

La pénétrabilité est plutôt dépendante de l'état des tissus que des aptitudes du microbe ; notre maître ajoute qu'avec une muqueuse non traumatisée le gonocoque ne doit pas pénétrer en profondeur.

3° D'après Luther, le gonocoque pourrait pénétrer par la voie sanguine ; selon lui, c'est pendant l'intervention chirurgicale que cette route toute spéciale s'ouvrirait au gonocoque. Il faut dire qu'ici la clinique ne fournit aucune base certaine à cette assertion.

Tous les auteurs sont d'accord pour admettre qu'après l'urèthre, c'est le col de l'utérus où le gonocoque se fixe le mieux ; aussitôt qu'il y pénètre, il détermine une vive inflammation. Comme le fait encore remarquer M. Doléris, « cette muqueuse, avec sa surface cryptoïde, accidentée de creux et de saillies, ses glandes nombreuses et ramifiées dont les culs-de-sac pénètrent jusque dans le stroma musculaire de l'organe, tapissée qu'elle est d'un épithélium cylindrique et baignée par des sucs à réaction alcaline, semble à priori constituer une région anatomique on ne peut plus favorable à la pénétration et au séjour prolongé des microbes. »

La blennorrhagie utérine est admise depuis peu; les anciens auteurs n'y croyaient pas; Ricord lui-même en repoussait l'existence.

C'est l'école de Lyon, qui a largement contribué à démontrer la véracité de cette opinion. Enfin, de nos jours, l'histologie et la microbiologie sont venues dire le dernier mot sur cette question.

Quand le col est l'habitat de nombreux gonocoques, il s'hypertrophie, s'enflamme, et on voit s'écouler du canal cervical un pus verdâtre caractéristique. Souvent cette affection, après être passée par une phase aiguë, passe à l'état chronique ; il est même alors très difficile d'en obtenir la guérison complète.

On rencontre très rarement le gonocoque dans le corps de l'utérus ; Eraud prétend même que c'est une exception.

Cette rareté est due, d'après M. Doléris, à ce que la muqueuse qui tapisse la cavité du corps, lisse, régulière, tout en surface, partiellement caduque à chaque menstruation, n'offre guère aux gonocoques d'autres habitats stables que les cæcums de ses glandes en tubes ; aussi le microbe ne s'y fixe-t-il que rarement et, quand il s'y fixe, en est-il promptement délogé, du fait des conditions physiologiques de la muqueuse.

ANATOMIE PATHOLOGIQUE DES SCLÉROSES INFLAMMATOIRES D'ORIGINE INFECTIEUSE

Les infections que nous venons de passer en revue peuvent donner lieu à des processus inflammatoires qui portent soit sur la muqueuse utérine (métrite muqueuse ou endométrite), soit sur le tissu utérin fibro-myomateux de l'utérus (métrite parenchymateuse) (1).

La voie d'entrée des microbes, de beaucoup la plus fréquente, étant le col utérin qui est exposé à tous les contacts extérieurs, il n'est pas étonnant que, presque toujours, l'infection frappe d'abord la muqueuse et que les lésions parenchymateuses ne soient que secondaires. Cependant, on a noté des cas où l'infection s'est propagée de la trompe au parenchyme utérin, par l'intermédiaire de la portion intra-utérine où se développent quelquefois une inflammation de voisinage et même des abcès (Pilliet, *Gazette hebdomadaire de méd. et de chirurg.*, 3 mai 1896, p. 422.)

(1) Cette dénomination de « métrite parenchymateuse » est impropre, la muqueuse et les glandes faisant aussi bien partie de son parenchyme que la masse fibromyomateuse ; cependant, comme cette division est consacrée par l'usage, nous la conservons en indiquant ce que nous entendons par « métrite parenchymateuse ».

La métrite muqueuse est le plus souvent localisée au col utérin (endocervicite); celle qui frappe la muqueuse du corps est beaucoup plus rare.

Sclérose du col.

L'analyse des lésions qui accompagnent l'endocervicite chronique nous permettra de comprendre la topographie de la sclérose, qui est souvent le mode de terminaison de cette affection.

Lorsqu'on étudie les lésions de l'endocervicite chronique, alors qu'elles n'ont pas encore dépassé le stade inflammatoire, voici ce qu'on constate sur des fragments de col enlevés par l'opération de Schrœder :

Ce qui frappe tout d'abord, c'est l'exagération des villosités et des anfractuosités de la muqueuse, en même temps que du développement des canaux glandulaires. On voit autour de ceux-ci et dans le chorion de la muqueuse avoisinante un amas de cellules embryonnaires qui témoignent de la participation à l'inflammation du tissu conjonctif sous-épithélial et péri-glandulaire.

Si l'inflammation aboutit à la guérison, il peut y avoir *restitutio ad integrum* de la muqueuse et du tissu qui entoure les glandes; mais le plus souvent l'inflammation se prolonge indéfiniment ; de nouvelles poussées inflammatoires subaiguës succèdent à la première, et le tissu embryonnaire inflammatoire tend à s'organiser et à devenir scléreux : c'est ce deuxième stade qui nous intéresse tout spécialement.

Le col utérin, dans ces circonstances, est bosselé par des kystes qui font même saillie dans la cavité vaginale, où ils soulèvent la muqueuse de la portion vaginale du col ; à mesure qu'on incise le col, les kystes se vident de leur contenu et restent béants, le tissu utérin crie sous le couteau à mesure qu'il y pénètre; il présente dans ces cas une résistance considérable. Si nous pratiquons maintenant des coupes sur des morceaux de ces cols enlevés par l'opération de Schrœder et que nous les examinions à un faible grossissement, nous constatons que le tissu utérin est transformé en un bloc de sclérose, plus ou moins compact, percé à jour, de place en place, par les cavités kystiques (*Notre première planche représente très nettement cet état*).

C'est à peine si on retrouve quelques rares canaux glandulaires non dilatés à côté des kystes.

Si nous étudions les différents points de ces coupes à un plus fort grossissement, nous constatons que l'épithélium de revêtement, qui, sur une grande étendue, est pavimenteux en couches stratifiées dans la portion vaginale et cylindrique dans la portion intra-cervicale, est immédiatement appliqué sur des faisceaux fibreux contenant, entre leurs fibres, des cellules fusiformes plus ou moins nombreuses, s'anastomosant pour pénétrer dans la profondeur et enfermer dans une gangue scléreuse les cavités kystiques qui représentent à peu près tout ce qui reste des glandes. Ces cavités kystiques sont parfois vides, il en est qui contiennent du mucus en masse homogène remplissant toute la glande ; ce mucus renferme quelquefois des débris cellulaires dont les noyaux ne se colorent plus.

L'épithélium qui forme le revêtement de la cavité kystique, au lieu d'être cylindrique, comme il l'était dans les glandes normales, est devenu cubique par compression. Autour des kystes, on ne voit que quelques rares canaux glandulaires enserrés et comme étouffés dans le tissu de sclérose ; les glandes ne sont reconnaissables qu'à leur épithélium cylindrique ; leur cavité a complètement disparu.

Cet aspect indique bien par quel processus se sont formés les kystes ; les canaux excréteurs ont été oblitérés par la rétraction cicatricielle du tissu conjonctif ; la sécrétion de l'épithélium glandulaire, ne pouvant plus se faire jour au dehors, s'est accumulée dans les cavités glandulaires devenues cavités closes, les a distendues, aplatissant l'épithélium contre les parois.

Ce travail de sclérose ne reste généralement pas ainsi limité à la muqueuse glandulaire, il s'étend plus loin et la métrite devient parenchymateuse. On voit alors, en s'éloignant de la muqueuse, les travées conjonctives du tissu utérin s'agrandir aux dépens des fibres musculaires lisses qui ne forment plus que de petits îlots au milieu de larges bandes scléreuses ; la tunique extérieure des vaisseaux sanguins s'épaissit et se sclérose également, et par sa rétraction diminue et parfois oblitère leur calibre. Cette transformation fibreuse peut être plus ou moins étendue, rester locale au voisinage de la muqueuse ou se généraliser à la totalité du col.

Sclérose du corps de l'utérus.

Lorsqu'une inflammation intense porte sur la muqueuse du corps de l'utérus, il se produit en général une endométrite fongueuse; la muqueuse se transforme en bourgeons charnus embryonnaires, détruisant les glandes. Si nous poussons nos investigations plus loin, nous constatons que, dans le tissu qui se trouve au-dessous de la muqueuse, les vaisseaux sont engainés de cellules migratrices.

Ici encore la lésion de la muqueuse peut guérir et le tissu reprendre son aspect normal; mais souvent, par suite de la longue durée de l'inflammation, le travail de sclérose s'établit; dans ce cas il se cantonne principalement autour des artères. M. Pilliet en a donné une bonne description dans le travail auquel nous avons fait allusion plus haut. L'utérus est, dans ce cas, très volumineux, présentant une consistance très ferme ; on éprouve même, quand on veut le couper, une certaine peine ; et alors si on examine cette coupe, on voit que sa couleur, au lieu d'être d'un gris rosé comme à l'état normal, est au contraire blanchâtre. On peut même apercevoir au milieu du tissu utérin, sectionné à égale distance de la muqueuse et du péritoine, de petits pelotons de tissu d'un blanc nacré qui sont souvent fort apparents à la simple vue ; ce sont des artères sclérosées, qui sont même très souvent oblitérées, enserrées par leur gaine fibreuse.

« Ces foyers étendus de sclérose insulaire, péri-artériels, sont la « caractéristique de cette forme de métrite. Sur des coupes larges, « ces pelotons de vaisseaux sclérosés offrent une grande ressemblance avec ceux que l'on trouve constitués par les artères « altérées au centre des ovaires scléro-kystiques. Tout autour des « foyers scléreux on trouve de l'atrophie du muscle et la transfor- « mation fibreuse du tissu conjonctif prolifère, dans lequel les « lymphatiques sont très élargis (1). »

L'augmentation de volume du corps utérin n'est donc causée que par la prolifération conjonctive ; car le muscle est en général atrophié. Il existe naturellement une période où l'on retrouve encore, dans ces utérus scléreux, des traînées inflammatoires récentes et des dilatations vasculaires sous-muqueuses qui peuvent produire des métrorrhagies répétées. (Pilliet.)

On peut encore trouver la sclérose du corps de l'utérus d'origine inflammatoire sans qu'il y ait endométrite : car nous avons vu que l'inflammation peut provenir des trompes ; dans ces cas, la muqueuse est absolument saine au point de vue histologique.

Les points du tissu utérin envahis par la sclérose présentent le même aspect microscopique que celui que nous venons de décrire à propos de la sclérose d'une métrite parenchymateuse, ayant débuté par la muqueuse du corps.

De même, au niveau du col, on peut trouver des îlots de sclérose, procédant d'une inflammation d'origine infectieuse, alors qu'il n'y a pas eu d'endocervicite antérieure ; c'est ce qui se produit dans les cas de traumatisme du col consécutifs à l'accouchement. Ici l'infection peut rester toute locale et provoquer une inflammation circonscrite, qui, à la longue, peut aboutir à la formation d'îlots scléreux constituant un véritable corps étranger, une véritable épine

(1) Pilliet, *Gazette heb. de méd. et de chirurgie*, 3 mai 1896.

qui sera le point de départ de phénomènes douloureux et de poussées inflammatoires consécutives.

Sclérose utérine
Due à la Syphilis et à la Tuberculose

A côté des trois variétés d'infection que nous venons d'étudier et qui sont celles que le gynécologue rencontre couramment, il existe deux autres formes d'infection pouvant atteindre l'utérus : c'est la tuberculose et la syphilis.

La tuberculose ne se rencontre pas très souvent dans l'utérus; le col surtout en est très rarement atteint; M. Cornil prétend que c'est une exception de le voir primitivement ou seul malade. La tuberculose se rencontre et peut se voir dans l'intérieur de l'utérus, et, dans ces cas, les auteurs ont remarqué qu'elle se développait toujours de haut en bas. Ces lésions utérines sont rarement primitives, elles coïncident presque toujours avec d'autres foyers tuberculeux siégeant sur d'autres organes.

La tuberculose du col, quand elle existe, peut se présenter sous deux formes différentes :

1° Sous forme de granulations grises disséminées sous la muqueuse principalement, et dans le parenchyme musculaire.

2° Elle peut enfin se présenter sous forme d'ulcérations. Cette ulcération peut siéger près de l'orifice externe du col, empiétant quelquefois sur cet orifice et remontant plus ou moins haut dans la cavité cervicale. Ces lésions peuvent se présenter dans l'intérieur du corps de l'utérus.

Ces lésions amènent dans la matrice des zones inflammatoires, qui quelquefois s'étendent et envahissent tout l'organe, et alors on trouve les lésions tuberculeuses additionnées de toutes les lésions de la métrite chronique.

Les follicules tuberculeux sont quelquefois rares; d'autres fois, au contraire, toute la muqueuse est infiltrée par un tissu formé de petites cellules; au-dessous la tunique musculaire est généralement conservée, quelquefois elle se trouve hypertrophiée; mais rarement on peut distinguer les granulations tuberculeuses, partout règne une inflammation très marquée. Ces troubles inflammatoires portent également sur le revêtement épithélial de la surface et des glandes et sur le chorion.

Le tissu conjonctif est aussi le siège de lésions inflammatoires; les vaisseaux sont dilatés, excepté dans les parties tuberculeuses depuis un certain temps.

La diapédèse s'effectue en dehors des limites du tissu conjonctif, car il passe assurément quelques cellules rondes migratrices entre les cellules épithéliales de revêtement.

Nous venons de voir que les lésions tuberculeuses étaient toujours accompagnées d'inflammation, qui atteignait les glandes et le tissu musculaire.

Que va devenir cette inflammation?

Souvent elle s'aggrave avec la lésion tuberculeuse, donnant, au bout d'un laps de temps, les mêmes lésions anatomo-pathologiques que la métrite chronique.

Si la lésion guérit, nous assistons alors à un travail de sclérose. Nous savons du reste que c'est là le processus de guérison de la maladie. Les travaux de Charcot, de Grancher, nous ont appris que souvent les lésions tuberculeuses guérisent en se sclérosant; elles ne peuvent du reste que guérir de cette façon.

Comment se produit cette sclérose? C'est là un point qui nous intéresse, et que nous devons de suite établir.

Le tubercule, a par lui-même une tendance naturelle à devenir fibreux. Il s'agit donc ici d'une transformation inhérente à la nature même de la lésion, et non d'un travail fortuit et irrégulier. Tout tubercule, quelle qu'en soit la forme, est soumis dès sa naissance à deux processus opposés : l'évolution caséeuse au centre et l'évolution fibreuse à la péripherie; de la prépondérance définitive de l'une ou de l'autre de ces transformations dépend la destinée ultérieure de la néoplasie.

La gomme tuberculeuse peut guérir de trois façons différentes :

1° La gomme se vide, le tissu périphérique s'indure et s'infiltre de pigments, elle se fronce par le retrait et il reste une cicatrice fibreuse.

2° La cavité se remplit de matière tuberculeuse crétacée, la paroi végète, produit une masse fibro-cartilagineuse, résultant de la végétation conjonctive de la paroi.

3° La cavité disparaît par accolement des surfaces opposées, il reste alors une cicatrice linéaire d'épaisseur variable.

Nous venons de voir le mode de guérison des gommes tuberculeuses; dans tous ces cas il y a formation de tissu fibreux, autour de la lésion; c'est du reste grâce à ce tissu de sclérose que les lésions tuberculeuses sont arrêtées dans leur développement. De plus, ces lésions tuberculeuses déterminent dans l'utérus une inflammation et des lésions similaires de celles de la métrite chronique.

Nous sommes donc amenés à penser que cette inflammation doit aussi déterminer de la sclérose péri-glandulaire et péri-vasculaire, comme dans les autres métrites infectieuses. S'il existe dans l'utérus plusieurs gommes tuberculeuses guéries ou en voie de guérison, ces gommes sont le point de départ d'un travail de sclérose qui pourra s'étendre et envahir une partie de l'utérus.

A côté de la tuberculose, on rencontre dans l'utérus une autre maladie, qui produit aussi des inflammations non moins profondes, je veux parler de la syphilis,que l'on trouve assez souvent dans l'utérus.

Un grand nombre d'auteurs ont étudié la syphilis utérine ; ils sont tous d'accord pour admettre que cette affection produit des lésions profondes du tissu utérin ; ce qui frappe tout d'abord, c'est la dureté de la matrice présentant des lésions syphilitiques. Astruc,qui avait bien étudié cette question, insiste sur cette dureté.

(1) Cornil. *Leçons sur les métrites.*

Par places, on rencontre, d'après cet auteur, des parties tellement dures, qu'il les qualifie de squirrhe vénérien.

Whitehead a eu aussi maintes fois occasion d'étudier des cas de syphilis utérine ; toujours l'auteur a constaté une légère hypertrophie de l'organe, accompagnée d'induration ; cette induration s'étend d'abord au segment inférieur de l'utérus et envahit tôt ou tard la totalité de l'organe.

Virchow divise en trois groupes les lésions anatomiques de la syphilis.

Les premières sont des lésions simplement irritatives, fluxionnaires ou inflammatoires.

Les deuxièmes sont des lésions gommeuses ;

Les dernières, des lésions amyloïdes ;

L'accident primitif se rencontre assez souvent sur les lèvres du col, ou sur le col lui-même.

Il se présente comme partout ailleurs sous forme d'une petite tumeur dure, dont l'induration se diffuse souvent assez loin aux parties voisines. Le col est toujours augmenté considérablement de volume et se montre en plus, congestionné. Cette induration persiste souvent bien longtemps après la guérison de l'accident primitif.

L'accident primitif laisse toujours un noyau de sclérose cicatricielle.

Les accidents secondaires sont sans grandes lésions anatomiques, ils sont toujours très superficiels, ils déterminent simplement une infiltration embryonnaire superficielle au-dessous des ulcérations légères, qui ne persiste pas et disparaît toujours avec les accidents secondaires.

Les lésions tertiaires sont bien différentes comme nature ; elles présentent des altérations profondes des tissus essentiellement lentes dans leur évolution.

Tantôt localisées, elles se présentent souvent étendues et disséminées dans un même organe, elles sont alors comparables aux infiltrations scléreuses de nature syphilitique qui frappent d'autres organes tels que le foie.

La gomme est produite originairement par la prolifération du tissu conjonctif normal; cette prolifération est souvent active.

Le développement ultérieur de la tumeur gommeuse peut se faire de deux manières : ou bien la prolifération cellulaire prend le dessus, et alors la substance intercellulaire devient rapidement molle, gélatineuse, muqueuse ou fluide, la masse de la tumeur se fond, pour ainsi dire, devient puriforme, s'ouvre au dehors et s'ulcère, c'est là la gomme du tissu cellulaire sous-cutané. D'autres fois, la prolifération cellulaire est peu abondante, la substance intercellulaire au contraire augmente, les cellules conservent le caractère fusiforme ou stelliforme du tissu conjonctif, ou bien elles prennent la forme arrondie propre aux cellules de granulation, ensuite elles deviennent graisseuses, et c'est ainsi que se forme la nodosité sèche et jaune, le tubercule des organes internes.

Il nous est arrivé d'examiner des cols de syphilitiques, ils présentaient une consistance très grande et une certaine induration à la coupe, mais les examens histologiques n'ont pas montré une hypertrophie notable du tissu conjonctif; il s'agissait plutôt d'une hypertrophie en masse des éléments fibro-myomateux. Nous avons du reste vu plus haut que toutes les fois qu'on avait constaté la syphilis utérine, on avait trouvé l'utérus hypertrophié, congestionné; ce sont là les prémices de toute inflammation.

Cette inflammation ne se borne pas simplement à la muqueuse utérine, pour donner naissance à de l'endométrite ; elle pénètre plus profondément ; dans nombre de cas, le tissu interstitiel est presque toujours atteint; et souvent même le muscle lui-même est lésé : nous avons alors affaire à de la myométrite.

La syphilis a toujours été considérée comme la maladie sclérogène par excellence. Pourquoi la sclérose qui se produit toujours dans les autres organes, sous le coup d'infection syphilitique, ne se produirait-elle pas dans l'utérus?

Sclérose due aux inflammations traumatiques.

A côté des scléroses dues aux inflammations microbiennes, nous placerons les scléroses survenant à la suite des traumatismes.

En tête de ces traumatismes, se placent ceux produits par les manœuvres opératoires blessant les lèvres du col et se compliquant d'infection. Les tentatives d'avortement sont de beaucoup celles qui laissent après elles des blessures les plus graves, quelquefois profondes, points de départ d'inflammations, restant souvent circonscrites, mais pouvant se généraliser et envahir tout l'organe.

Ces manœuvres abortives sont faites à l'aide d'aiguilles, de tringles ou de baguettes de bois que l'on introduit dans l'utérus pour aller piquer l'œuf ; cette criminelle opération étant fréquemment pratiquée par une main peu habile, l'instrument employé, souvent déjà septique, fait parfois une fausse route, blessant ainsi le parenchyme utérin ; c'est l'origine d'une plaie qui s'infecte, aboutissant, après un laps de temps plus ou moins long, à un abcès et à une cicatrice fibreuse.

Toutes sortes de corps étrangers peuvent être introduits dans l'utérus accidentellement et y provoquer des inflammations circonscrites.

M. Morestin a rapporté à la Société d'anatomie l'histoire d'une femme, qui, dans un but lubrique, s'était introduit dans la matrice une longue épingle à cheveux. L'épingle s'étant engagée dans le parenchyme utérin, il fut même assez difficile de l'en retirer. Ces blessures, quelquefois sans gravité par elles-mêmes, se compliquent souvent d'infection, et reproduisent les états inflammatoires que nous avons précédemment étudiés, aboutissant toujours à des noyaux de sclérose circonscrite. Nous pouvons aussi considérer comme corps étrangers les tumeurs qui s'enkystent dans le parenchyme utérin, tels que certains corps fibreux ; elles s'entourent de même d'une coque fibreuse, d'où on peut aisément les énucléer.

Nous savons que, lorsqu'un corps étranger est introduit dans nos tissus, immédiatement il se produit une légère congestion de la région; le corps étranger s'entoure de cellules embryonnaires, qui, bientôt, se transformant en tissus fibreux, enkystent le corps étranger, qui se trouve ainsi isolé du reste des tissus par une zone fibreuse; c'est ce qui se produit dans l'utérus.

A côté de ces faits, nous pouvons placer les scléroses dues aux déchirures du col; nous avons vu dans notre premier chapitre que, lorsqu'il s'établit une solution de continuité dans un organe, elle est comblée par du tissu de cicatrice.

Le col est souvent le siège de déchirures; ces déchirures peuvent être divisées en trois classes.

A un premier degré, elles constituent l'encoche classique généralement bilatérale, n'intéressant que l'extrémité du museau de tanche.

A un deuxième degré, la déchirure intéresse toute la hauteur de la portion vaginale du col et remonte jusqu'au cul-de-sac vaginal.

A un troisième degré, la déchirure remonte au-dessus des culs-de-sac vaginaux, comprenant une partie ou même la totalité de la portion sus-vaginale du col. Dans ces deux derniers cas, la déchirure peut être bilatérale, mais elle n'affecte ordinairement qu'un seul côté.

Ces déchirures se produisent presque toujours au moment du travail; c'est le fœtus souvent trop volumineux qui produit ces lésions.

Elles peuvent être quelquefois d'origine chirurgicale; mais, dans ce dernier cas, les lèvres de la plaie sont immédiatement affrontées, le traumatisme est aseptique; il se fait alors une réunion par première intention qui met à l'abri d'une sclérose consécutive. Ces déchirures obstétricales peuvent se réparer suivant trois modalités.

Si la plaie est dans un milieu très aseptique, les lèvres de la déchirure se réuniront probablement par première intention, et il ne restera de la lésion d'autre trace qu'une encoche peu profonde.

Dans une deuxième éventualité, soit que le traumatisme ait une étendue anormale, soit qu'une cause quelconque s'oppose au rapprochement des deux lèvres de la plaie, la réparation isolée des deux lèvres s'opère. Si le milieu est aseptique, la cicatrisation se produira sans autre incident.

Dans une troisième alternative, si le milieu est septique, il se produit de la suppuration qui va créer, du côté de la muqueuse intra-cervicale, le processus de l'endométrite ; enfin le tissu inflammatoire va se transformer en tissu fibreux ; nous aurons alors affaire à des cols durs, d'abord gros au moment où ils sont le siège de l'inflammation qui accompagne ces lésions, mais devenant par la suite petits et scléreux.

Dans cette classe des traumatismes, nous faisons rentrer les cautérisations pratiquées sur le col et sur le corps de l'utérus, soit avec le thermocautère, soit avec le chlorure de zinc, que certains auteurs employaient dans le traitement de la métrite. Il y a quelques années, ces pratiques thérapeutiques jouissaient de la plus grande vogue ; on plongeait le fer rouge dans le tissu utérin, espérant ainsi obtenir le meilleur des résultats. On se demandait, en effet, comment les agents infectieux auraient pu résister à de telles cautérisations.

Il est certain que tous les microbes qui se trouvaient à la surface de la muqueuse utérine étaient bien détruits ; mais souvent il arrivait aussi que les germes pathogènes qui se trouvaient enfouis dans le fond des culs-de-sac glandulaires n'éprouvaient aucune atteinte. La chaleur ne les atteignant pas, ils pouvaient donc continuer librement leur travail inflammatoire.

La partie de l'utérus que le topique avait touchée se recouvrait, au bout d'un certain laps de temps, d'un tissu de cicatrice qui obstruait tous les orifices glandulaires, le cul-de-sac de la glande était transformé en cavité close, les microbes étaient prisonniers et dans ces cas, le remède était pire que le mal; car, suivant l'expression humoristique de notre excellent maître M. Doléris, « le loup était renfermé dans la bergerie ». Il allait en toute tranquillité, se livrait à son travail inflammatoire. La glande étant bouchée, les liquides se trouvaient maintenus dans le cul-de-sac distendu et devenu kystique ; ils y produisaient une nouvelle zone inflammatoire péri-glandulaire, avec accumulation de cellules embryonnaires qui se transformaient à la longue en tissu scléreux; on avait alors affaire souvent à des cols volumineux rouges ; les glandes, dont les orifices avaient été bouchés, se transformaient en kystes ; c'était là souvent l'origine de ces œufs de naboth que nous avons étudiés plus haut. Ces cols étaient souvent transformés en un véritable bloc fibreux; si on venait à les couper, on constatait de larges bandes fibreuses péri-glandulaires, la circulation était toujours profondément gênée par suite des brides scléreuses qui enserraient les vaisseaux, et quelquefois les nerfs, provoquant ainsi de vives douleurs.

Cette pratique réussissait bien à produire l'élimination complète de la muqueuse utérine ; mais le travail inflammatoire qui précédait le détachement de l'escharre, s'étendait assez profondément dans le parenchyme utérin et aboutissait ensuite à une sclérose annulaire, très comparable à celle du rétrécissement de l'urèthre, et déterminant de même une atrésie de l'organe pouvant aller jusqu'à l'oblitération presque complète du canal utérin.

A côté des scléroses circonscrites dues aux pratiques thérapeutiques surannées que nous venons d'exposer, on rencontre quelquefois des scléroses du col dues aux pessaires ; nous en avons vu dernièrement un très bel exemple dans le service de notre maître M. Doléris.

Le pessaire en caoutchouc durci était placé de telle façon que le col de l'utérus se trouvait pris dans l'anneau élastique ; il arrivait alors qu'il était comprimé ; par suite, la circulation était dans l'impossibilité de se faire régulièrement ; cette anomalie amena naturellement un état inflammatoire. Le col subit même, du fait de cette compression un allongement important dû à la prolifération du tissu conjonctif : nous avions affaire à un col scléreux.

SCLÉROSE DIFFUSE DE L'UTÉRUS

A côté des scléroses locales que nous venons d'étudier, siégeant tantôt sur le col, tantôt sur le corps, on rencontre quelquefois des états fibreux de l'utérus qui sont dus à une sclérose diffuse qui envahit tout l'organe.

Dans certains cas, il s'agit d'une prédisposition individuelle aux scléroses viscérales et l'utérus se trouve atteint au même titre que les autres organes, tels que le rein et le foie, etc.

Il s'agit là d'une véritable diathèse scléreuse sur l'origine de laquelle nous reviendrons tout à l'heure.

Quelquefois, on se trouve en présence de cas où le processus est plus spécialisé ; la sclérose, limitée à l'utérus, est sous la dépendance de troubles mécaniques de la circulation, c'est la congestion répétée de l'organe et la stase veineuse qui en sont l'origine.

Nous allons étudier ces deux formes de sclérose généralisée.

Sclérose utérine dépendant de l'artério-sclérose.

Quelques auteurs, frappés de la coïncidence fréquente des lésions chroniques inflammatoires des vaisseaux artériels et des scléroses viscérales, avaient cru que l'artério-sclérose était le premier pas vers ces scléroses diffuses ; pour ces auteurs les vaisseaux étaient considérés comme des centres autour desquels se développait le tissu scléreux (1). C'est sur ces bases que Martin et Duplaix construisaient leur théorie sur la sclérose diffuse.

(1) Letulle. *Traité de l'inflammation.*

L'artério-sclérose était pour eux la première ébauche de toute dégénérescence fibreuse. M. Letulle, dans son récent Traité sur l'Inflammation, auquel nous faisons de larges emprunts, bat en brèche cette manière de voir. L'opinion de cet auteur ralliant aujourd'hui la majeure partie des anatomo-pathologistes, nous croyons devoir en faire un exposé complet.

Nous avons vu que, pour Martin, la sclérose était la conséquence d'un simple trouble de nutrition et non d'une inflammation venue des tuniques artérielles.

M. Letulle se demande alors comment on peut expliquer, dans ces cas, l'épaississement progressif des travées conjonctivo-interstitielles?

Comment comprendre l'hypertrophie, puisque la nutrition progressive du tissu interstitiel est obligatoire dans ces cas? Si, en effet, toute sclérose est une production anormale du tissu conjonctif et par conséquent de nature inflammatoire, il faut expliquer ce paradoxe : comment l'ischémie, qui cause la destruction des éléments nobles, détermine-t-elle en même temps l'hypertrophie des éléments connectifs?

Certains auteurs ont cru pouvoir le faire en considérant le tissu conjonctivo-vasculaire, comme un tissu parasite, vivant aux dépens des autres tissus et se nourrissant pour ainsi dire des éléments moribonds qui l'entourent. Ce sont là des opinions difficiles à réfuter et qui ébranlent profondément la théorie qui veut que l'artério-sclérose soit le premier pas vers la sclérose diffuse.

M. Brault avait déjà fait remarquer que la coïncidence plus ou moins commune de la sclérose d'un viscère avec des lésions inflammatoires de ses vaisseaux nourriciers ne comporte pas une corrélation de causalité nécessaire : il est bien plus simple et plus conforme à l'ensemble de nos connaissances d'admettre la simultanéité des processus phlogogéniques fibroïdes frappant les parois vasculaires en même temps que la gangue interstitielle des organes.

On rencontre souvent certaines grandes scléroses viscérales, qui respectent tous les vaisseaux nourriciers de l'organe. On a même trouvé des scléroses péri-artérielles ou péri-veineuses, très denses, les plus fibroïdes même qui se puissent voir, qui coïncidaient (1), d'une part avec une intégrité absolue des autres membranes vasculaires et d'autre part avec une cirrhose extrêmement avancée des viscères. Cette diathèse fibreuse serait, au dire des auteurs, la résultante d'un grand nombre de causes, qui, après avoir modifié les fonctions physiologiques de l'organisme, arrivent à arrêter le libre fonctionnement des organes en modifiant leur texture et donnent lieu à une dégénérescence scléreuse.

Les auteurs sont loin d'être d'accord pour établir quelles sont les causes de cette diathèse ; elle sont très probablement nombreuses et complexes, et, comme le dit M. Letulle, la pathogénie semble nous indiquer, au milieu de l'inconnu qui entoure cette importante question, le saturnisme, l'alcoolisme chronique, le diabète, la goutte, les intoxications de toutes sortes, le paludisme, la syphilis, la tuberculose, vrais générateurs d'une foule de lésions chroniques sclérogènes. C'est du reste toujours chez des femmes dont le passé pathologique a laissé à désirer, qu'on rencontre ces utérus scléreux, volumineux, saignant facilement.

Ce sont généralement des arthritiques, des névropathes, des femmes obèses, dont la nutrition est profondément viciée.

Souvent même elles ont toujours été maladives, et si on les examine avec soin, on constate bientôt que tous leurs autres organes ne valent pas mieux que leur utérus.

Leurs couches, quand elles en ont eu, ont été souvent mauvaises ; le travail a toujours été très long, par suite de l'atonie de leur matrice ; leurs suites de couches ont laissé à désirer, l'involution des organes pelviens se faisant incomplètement, laissant souvent, comme reliquat, des déviations utérines, vrais générateurs des troubles les plus divers dans la santé de la femme.

(1) LETULLE. *Traité de l'inflammation.*

Sclérose utérine par stase sanguine.

C'est toutes les fois que la circulation utérine et péri-utérine est ralentie, pour une cause quelconque, qu'on constate ces dégénérescences fibreuses de la matrice. Ces femmes sont généralement des variqueuses, présentant des ectasies veineuses des membres inférieurs, des grandes lèvres, et quelquefois des ligaments larges. Ces états de stases veineuses se présentent souvent à la suite des couches provoquées par les imprudences que trop de femmes font à cette époque, entravant ainsi l'involution régulière, provoquant des déviations utérines, qui sont au premier chef un obstacle au bon fonctionnement de la circulation utérine.

Il n'y a pas de doute que, dans ces déviations utérines, la circulation soit profondément rendue difficile et surtout celle des grands sinus veineux; aussi voit-on apparaître de bonne heure l'hypérémie du tissu utérin.

Dans l'anté et la rétroflexion de l'utérus, c'est d'ordinaire la partie supérieure, le fond de l'organe que l'on trouve augmenté de volume, ses parois sont épaissies et ses veines dilatées. L'utérus étant, dans ces cas pathologiques, coudé, les vaisseaux le sont aussi et l'impulsion cardiaque n'est plus assez forte pour obliger l'ondée sanguine à vaincre l'obstacle.

Il se produit alors ce que l'on constate lorsque la nutrition devient trop active, des phénomènes de diapédèse se manifestent, les éléments conjonctifs prolifèrent, jusqu'au moment où toutes ces cellules embryonnaires se transformeront en éléments fibro-scléreux.

Souvent il se joint à cet état de stase veineuse une légère inflammation, produite par toutes les sécrétions utérines ; par suite de la déviation de l'organe, ces sécrétions ne peuvent plus s'écouler au dehors, elles s'accumulent et finissent toujours par enflammer considérablement la muqueuse et même quelquefois le parenchyme utérin. Mais ces états inflammatoires aboutissant à un travail de sclérose diffuse sont souvent aidés dans leur marche par l'état congestif dont l'utérus est souvent le siège ; nombreuses sont les causes qui provoquent ces états. La matrice est par elle-même appelée à se congestionner tous les mois ; quelquefois même cette congestion physiologique devient subitement pathologique lorsque, pour une cause anormale, l'écoulement menstruel est subitement arrêté ; le froid intense produit ces faits insolites. Les stases veineuses que nous rencontrons si souvent dans les poumons et dans le foie, que l'on rattache, soit à une maladie organique du cœur, soit à une maladie chronique de l'appareil respiratoire, peuvent se rencontrer au même titre dans l'utérus.

On s'est souvent demandé pourquoi l'utérus avait une circulation si lente ; pourquoi cette circulation présentait souvent des troubles amenant les états congestifs que nous venons d'étudier. Quelques auteurs ont cru devoir opposer à ces anomalies circulatoires une raison anatomique ; on sait que ce sont les artères utéro-ovariennes et les artères utérines qui fournissent le sang à la matrice. Les premières partent de la surface antérieure des muscles psoas, pour pénétrer entre les feuillets des ligaments larges ; elles se distribuent principalement aux ovaires et aux trompes et se portent de là, mais en petites branches, jusqu'au fond de l'utérus où elles s'anastomosent avec les artères utérines. Ces dernières sont des branches des artères hypogastriques : elles longent de dehors en dedans le bord inférieur du ligament large jusqu'au niveau du col utérin, en fournissant quelques branches vaginales ; elles montent entre les feuillets du ligament large parallèlement au bord de la matrice, jusqu'à son fond ; on admet généralement que le long de leur trajet sur les côtés de la matrice, elles fournissent un grand nombre de petites branches qui s'enfoncent dans l'épaisseur du tissu utérin en affectant une disposition en spirale. Briquet déjà, et Hyrtl après lui, ont montré que, pendant la grossesse, cet enroulement en tire-bouchon devient beaucoup plus prononcé, les spirales s'élargissent et se rétrécissent de nouveau après l'accouchement.

En considérant cette disposition des artères utérines, on voit qu'elles sont forcées de porter le sang directement en haut contre son propre poids ; la circulation s'en trouve ralentie et gênée, et cela exerce une influence fâcheuse sur la distribution du sang dans tout le tissu de l'organe; cette disposition des artères répondrait, d'après Hyrtl, à cette loi de physique qui dit que, pour faire monter un liquide, il faut moins de force en le faisant passer par des conduits en spirales, qu'en le faisant monter directement.

Cette particularité, qui explique le ralentissement du sang dans l'épaisseur des parois utérines, mérite d'entrer en ligne de compte dans la maladie qui nous occupe.

Anatomie pathologique des scléroses diffuses.

Quel que soit le processus par lequel s'est développée la sclérose diffuse, les modifications anatomo-pathologiques sont les mêmes, l'utérus est augmenté de volume, quelquefois dans des proportions considérables; le parenchyme présente une consistance ferme et résistante à la coupe, le tissu crie sous le scalpel et lorsque les lésions sont très prononcées, on distingue nettement sur la surface de coupe des bandes scléreuses nacrées plus ou moins larges, s'anastomosant entre elles et formant un lacis plus ou moins serré.

On voit souvent au milieu des bandes scléreuses, à leur point de jonction, des orifices vasculaires béants. La cavité utérine est généralement allongée, ayant suivi le développement de l'utérus.

L'étude histologique des coupes pratiquées en différents points de cet utérus montre que les lésions que nous venons d'étudier au microscope concordent avec ce que nous avions constaté macroscopiquement. On voit, en effet, de larges faisceaux de tissu conjonctif adulte, pauvres en éléments cellulaires, enserrant des bandes ou des îlots de fibres musculaires lisses atrophiées; les vaisseaux présentent un épaississement de leur tunique externe, avec rétrécissement de leur calibre; les autres tuniques étaient indemnes, les lésions artérielles sont souvent très peu marquées relativement à l'étendue et à l'importance de la sclérose qui les entoure, ce qui paraît être bien en accord avec les idées des auteurs qui dénient à l'artério-sclérose le rôle prépondérant dans la pathogénie des scléroses diffuses. Cette description histologique correspond exactement à ce que nous avons observé en examinant les coupes de l'utérus de l'Observation IV, page 65.

Gigantisme utérin.

On a décrit sous le nom de gigantisme utérin des états où l'utérus est développé outre mesure; mais, contrairement à ce que nous venons de voir à propos de la sclérose diffuse, la consistance de l'organe est diminuée. Ces utérus volumineux et mous sont le siège d'hémorrhagies incessantes; les chirurgiens sont obligés de les enlever parce qu'ils deviennent un véritable danger pour la malade.

L'étude histologique de ces utérus montre surtout une augmentation considérable du nombre des capillaires, qui sont dilatés; leurs parois présentent un épaississement considérable qui est dû, dans certains cas, à la prolifération de cellules embryonnaires; dans d'autres cas on constate une véritable sclérose péri-glandulaire.

Ces lésions vasculaires sont analogues à celles qui ont été signalées par MM. Quenu, Pichevin, Petit et Pilliet.

Le tissu conjonctif et le tissu musculaire lisse de l'utérus s'hypertrophient dans des proportions plus ou moins égales.

Il s'agit donc, dans ces cas de gigantisme utérin, d'une fibromyomatose diffuse, plutôt que d'une sclérose généralisée; mais il est très probable qu'il existe des types de passage entre ces deux affections; d'ailleurs, il est probable que la première se rapproche à la longue de la seconde, le tissu de sclérose finissant par prédominer.

SYMPTOMES DES SCLÉROSES DE L'UTÉRUS

Nous suivrons dans l'étude symptomatique des scléroses de l'utérus le même ordre que nous avons adopté dans l'étude anatomo-pathologique.

Nous commencerons par l'étude des symptômes des scléroses inflammatoires. Ces symptômes comprennent des troubles fonctionnels généraux, et des signes locaux.

L'affection peut exister quelquefois depuis plus ou moins longtemps sans se révéler autrement que par un écoulement leucorrhéique dû à une sécrétion exagérée de la muqueuse du col.

Celle-ci, dans un col normal, transsude d'une façon insensible, reste d'une limpidité, d'une transparence parfaite, et sa viscosité est relativement faible.

Dans un col atteint de l'affection qui nous occupe, les choses se passent tout différemment. A la première période du catarrhe, la modification porte surtout sur la quantité et la consistance du mucus sécrété : il y a hypersécrétion et celle-ci se révèle à l'extérieur, c'est la glaire opaque. Si nous examinons le linge taché par cette leucorrhée, nous voyons que ce linge se trouve empesé sans être coloré aux endroits où le liquide l'a imprégné. Ce liquide filant s'échappe par l'orifice externe, il est très difficile à détacher des parois du col. Si nous arrivons à un stade plus avancé de l'inflammation, le mucus se transforme, il se trouble, devient louche, blanchâtre par addition de débris épithéliaux et de leucocytes.

Si nous prenons l'état inflammatoire à un stade plus avancé encore, nous nous trouvons en face d'une sécrétion muco-purulente, ou même franchement purulente, tachant le linge en jaune clair ou en jaune verdâtre. Ces divers aspects correspondent aux degrés divers d'acuité ou d'ancienneté de l'endométrite.

On rencontre quelquefois sur le col de petits kystes donnant à la vue l'apparence de boutons d'acné, remplis de matière caséeuse, épaisse, de pus concrété, qui s'ajoute au mucus sécrété sans s'y mélanger, le striant seulement de traînées jaunâtres et épaisses.

Les glaires peuvent être enfin, dans certains cas, sanguinolents ; ceci tient à ce que la muqueuse est éversée, hypertrophiée et fongueuse, saignant facilement ; la marche, le coït, le moindre contact suffisent à rompre les capillaires qui laissent échapper le sang, qui forme de nombreuses stries à la surface du liquide leucorrhéique.

C'est toujours un suintement sanguin, on ne rencontre jamais de véritables métrorrhagies, comme dans les inflammations scléreuses du corps ; nous aurons à étudier cette question tout à l'heure. Le praticien trouve même dans cette différence d'apparition du sang un bon moyen de diagnostic.

Après la leucorrhée, nous devons étudier la douleur que l'on rencontre toujours dans de tels états inflammatoires ; cette douleur a des caractères et des localisations multiples ; elle est localisée au col lui-même ou en un point des ligaments qui s'y insèrent.

Elle dépend de l'obstruction du conduit cervical ou des complications possibles du côté des organes voisins.

Le col enflammé en voie d'hypertrophie scléreuse n'est généralement pas douloureux spontanément ; mais il l'est souvent au contact.

Le coït, le toucher, le contact du spéculum provoquent toujours des douleurs plus ou moins vives ; au toucher, on trouve ce col hypertrophié, donnant souvent à la malade une sensation de tension gênante plutôt que douloureuse.

Suivant la direction que prend ce col, il peut peser sur le rectum ou sur la vessie et occasionner alors du ténesme rectal, ou de la dysurie.

Quelquefois, on trouve des malades qui éprouvent de très

vives douleurs assises, par suite de la compression qu'exerce le col sur les organes voisins. Ces douleurs s'irradient vers les lombes, et alors la malade se plaint de maux de reins plus ou moins intenses.

Ces douleurs lombo-sacrées sont exagérées par toutes les causes de congestion : imminence des règles, excitations sexuelles, fatigue physique, marches prolongées, cahotements d'une voiture, toutes ces causes augmentent l'acuité de la douleur, qui peut dans certains cas s'irradier dans les cuisses et les jambes. Les ligaments de l'utérus ne restent pas comme de simples témoins, ils se relâchent souvent, et alors la malade se plaint de sensations pénibles dans le bas-ventre, de pesanteur, de lourdeur.

Une complication assez fréquente de cet état, c'est l'obstruction du canal cervical, qui amène toujours des douleurs très vives.

Si l'on examine au speculum ce col malade, on est frappé de suite par l'hypertrophie dont il est le siège. Un deuxième caractère attire l'attention du gynécologue, c'est l'état congestif de l'organe.

Mais ce qui est surtout caractéristique, c'est l'ectropion de la muqueuse; c'est là le premier phénomène qui se produit quand l'endométrite devient extra-cervicale : au début, il est toujours léger, il apparaît sous forme d'un liséré rose vif, rarement égal en étendue sur les deux lèvres, ordinairement plus large sur la lèvre antérieure.

Souvent cet ectropion atteint de plus larges proportions; par sa coloration plus intense, son aspect fongueux, il peut simuler une ulcération véritable. Nous savons de quelles discussions a été entourée cette question.

Sur ces surfaces, on aperçoit un mucus adhérent, blanchâtre ou jaunâtre, parfois strié de sang.

L'orifice externe n'a pas de forme fixe. Il est presque toujours largement béant; il présente alors l'aspect d'une large fente transversale ; d'autres fois, chez les vierges et les multipares, l'orifice externe est souvent très rétréci, punctiforme, obturé par un bouchon de mucus; on est obligé de le chercher de l'œil et du doigt. Il occupe le sommet du cône, ou plus souvent est situé au-dessous et en arrière, et ses bords, plutôt rigides que ramollis, semblent se renverser en dedans (Doléris et Bonnet).

Lorsque le travail de sclérose est terminé, le col devient dur, fibreux ; il est souvent bourré de kystes, véritables œufs de Naboth; à ce moment la leucorrhée disparaît, et le col s'atrophie ; si on le coupe, il crie sous le couteau. Il se produit ici aussi une atrésie du canal cervical, mais cette atrésie diffère complètement de celles que nous avons étudiées tout à l'heure ; ici elle est produite par une prolifération du tissu scléreux.

A côté des scléroses dues à l'inflammation seule, nous avons placé les scléroses dues aux inflammations greffées sur le traumatisme ; en tête de ces traumatismes nous avons étudié les déchirures du col, nous avons vu que ces solutions de continuité étaient comblées par du tissu scléreux.

La conséquence de ces modes vicieux de réparation est en général représentée par ces formes excessives de l'ectropion et de l'éversion dans lesquelles la muqueuse intra-cervicale déborde de toutes parts et vient simuler le champignon fongueux classique, le col en rebord de pot de chambre.

La transformation de tissu inodulaire en tissu fibreux constitue, à l'angle même de la lacération, une cicatrice vicieuse d'abord plastique et épaisse, puis mince, linéaire ou étoilée, fibreuse, rétractile et douloureuse. Celle-ci englobe, dans son processus, muqueuse, musculeuse, vaisseaux, paramétrium, vagin et nerfs péricervicaux ; ce qui explique les phénomènes douloureux locaux et réflexes si souvent observés. Garrigues de (New-York) a fait de cette lésion une étude histologique très complète (1).

(1) *Arch. of med.* vol. VI, oct. 1881.

On trouve, au point d'écartement des deux lèvres de l'encoche, que ce tissu de cicatrice est très sensible, il apparaît sous forme de petits nodules d'apparence fibroïde, durs, arrondis ou lobés, véritables clous fibreux implantés dans le stroma musculaire sain, parfois véritables noyaux d'induration scléreuse épais, s'éloignant du foyer cicatriel primitif et s'étendant au loin dans l'épaisseur du muscle utérin. Il se forme souvent par la suite des kystes très douloureux, par emprisonnement des glandes dans la cicatrice.

Des troubles nombreux sont sous la dépendance de l'irritation produite par le clou cicatriciel ; cette irritation est toujours augmentée par le frottement qu'exerce le col sur les parties voisines, et qui tiraille ainsi les lèvres de ce col anormalement séparées. Lorsque la solution de continuité est comblée par du tissu fibreux surabondant, les choses se passent un peu différemment ; d'abord l'encoche semble avoir en partie disparu dans le tissu de sclérose qui envoie des prolongements plus ou moins loin dans le col. Celui-ci se trouve ainsi transformé en un véritable bloc scléreux, emprisonnant sur une plus vaste étendue les glandes qui deviennent des kystes, les vaisseaux qui sont enserrés, aplatis, et dans lesquels toute circulation devient impossible. Les nerfs subissent le même sort, et c'est là la source de ces névralgies qui produisent si souvent de nombreux troubles physiques fonctionnels et locaux.

Quand on touche ces cols, on les trouve durs, souvent atrophiés, déformés, scléreux.

Les lésions inflammatoires traumatiques les plus graves de l'utérus sont dues aux caustiques que l'on employait il y a quelques années dans le traitement de la métrite.

Ces procédés thérapeutiques amenaient rapidement la chute de l'épithélium, enflammant profondément ce qui restait de muqueuse.

Sous l'influence de cette inflammation, l'organe s'hypertrophie, les orifices glandulaires s'oblitèrent, il se forme des quantités de kystes qui contribuent, dans une large part, à l'hypertrophie du col; on remarque alors au toucher des bosselures, dues aux kystes qui font saillie, le col semble être criblé de gros plombs. Ce sont ces utérus qui donnent lieu à la dysménorrhée douloureuse. Les femmes, à l'approche de leurs règles, souffrent épouvantablement, parce que les glandes et les kystes ne peuvent se dilater, étant placés dans un tissu inextensible, le tissu scléreux.

Elles éprouvent des douleurs dans les lombes, dans les aines, qui gagnent quelquefois les cuisses et même peuvent s'irradier dans la jambe et le pied, comme c'était le cas d'une malade dont l'observation est consignée à la fin de ce travail (1). La femme éprouve des bouffées de chaleur, elle devient irritable, nerveuse.

On peut quelquefois constater, en même temps, des troubles gastriques, un état saburral, des nausées, quelquefois des vomissements; du côté de l'appareil respiratoire, il existe de l'anxiété, de l'oppression. Certaines femmes très nerveuses peuvent présenter un léger mouvement fébrile.

L'écoulement menstruel, quand il s'établit, met parfois fin à ces accidents; d'autres fois, au contraire, les douleurs sont plus vives pendant les deux ou trois premiers jours des règles.

Symptômes de la sclérose diffuse

On distingue deux phases bien tranchées dans l'évolution de la sclérose diffuse : une phase hypertrophique, et une phase atrophique.

Au début de la maladie, la femme peut conserver quelquefois les apparences d'une très bonne santé.

(1) Observation X.

Le premier éveil est donné par une irrégularité dans les règles.

Menstruation. — La malade se plaint qu'elle perd beaucoup plus qu'à l'ordinaire. Les règles, qui duraient autrefois quatre jours, se prolongent aujourd'hui pendant six, sept et même huit jours. Dans d'autres cas les règles sont avancées : la femme, au lieu de perdre tous les vingt-huit jours, voit ses époques revenir tous les vingt jours. Dans ces cas les malades sont toujours légèrement anémiées.

Augmentation du volume de l'utérus. — Si on examine l'utérus, on le trouve hypertrophié, fortement congestionné, quelquefois même légèrement douloureux.

La malade se plaint toujours de douleurs ; ces douleurs précèdent les règles, les accompagnent et les suivent. Elles siègent dans le bas-ventre, s'irradient dans les aines et dans les reins ; on rencontre aussi souvent, à cette période de la maladie, des déviations de l'utérus. La matrice, étant hypertrophiée, se trouve sollicitée par son propre poids à prendre une position anormale.

Les ligaments qui, dans tout autre cas, s'opposeraient à cette déviation, se laissent ici distendre, car ils sont, eux aussi, profondément malades. Ces déviations augmentent considérablement la stase veineuse ; l'utérus se trouve alors sous le coup d'une hyperémie considérable.

A une époque plus avancée de la maladie, la femme n'attend plus les époques menstruelles pour perdre abondamment : elle perd aussi dans l'intervalle. Nous avons alors affaire à des métrorrhagies abondantes, les femmes sont dans le sang continuellement : c'est pour cet état qui les inquiète qu'elles vont consulter.

MM. Doléris, Gallard, Pichevin et Quenu nous ont rapporté plusieurs observations de ce genre (1) ; nous-même nous rapportons à la fin de ce travail quelques cas des plus typiques.

(1) Doléris, *Nouvelles Archives d'Obst. et de Gyn.* — Gallard, *Journal de Médecine de Paris.* — Pichevin, *Gazette médicale*, 12 mai 1894-1895, p. 553. — Quenu, *Mercredi médical*, 22 novembre 1893, p. 561.

Souvent le premier diagnostic qui vient à l'esprit du praticien, en face de telles métrorrhagies, c'est celui de métrite. On pratique le curettage, et quelquefois, comme dans le cas de M. Pichevin, on provoque une hémorragie épouvantable, qui inquiète un instant l'opérateur.

Cette première alerte passée, on escompte une prompte guérison, trop hâtivement, car souvent, au bout de quelques semaines, les métrorrhagies reparaissent, au grand étonnement du médecin qui se résout cette fois à pratiquer une opération radicale.

L'hystérectomie terminée, on constate qu'on a affaire à un utérus hypertrophié, mou, gardant l'empreinte du doigt, saignant facilement. Les lésions les plus manifestes portent généralement sur les vaisseaux sanguins qui sont augmentés de nombre, leurs parois ont subi en même temps un épaississement considérable, le tissu périvasculaire est anormalement développé et le tissu musculaire est remplacé en partie par l'élément conjonctif et les vaisseaux. Un autre symptôme, non moins important, accompagne ces métrorrhagies : c'est la leucorrhée. Les femmes dont l'utérus est sous l'empire de sclérose, sont des leucorrhéiques ; elles perdent abondamment en blanc, quelques-unes sont même obligées de se garnir.

Toutes ces perturbations de leur santé influent beaucoup sur leur caractère. Aussi ce sont des femmes qui deviennent nerveuses, facilement irritables, pleurant à la moindre contrariété ; elles sont en peu de temps des neurasthéniques.

A la deuxième phase de la maladie, les symptômes précédents s'accentuent. C'est à cette période que l'on voit ces allongements considérables du col. M. Doléris en a rapporté plusieurs observations des plus intéressantes : principalement celle d'une femme, qui présentait un tel allongement du col utérin, qu'il ressemblait à une verge placée dans le vagin, venant affleurer à la vulve. Notre maître cite encore le cas d'une femme dont il fut obligé d'amputer le col plusieurs fois.

C'est à cette même période que l'on constate aussi les atrésies du col; on essaye en vain, dans ces cas, de franchir avec un cathéter le canal cervical; ce canal est devenu fibreux et s'oppose à toute tentative de ce genre.

Les sécrétions utérines, ne pouvant plus être rejetées au dehors, s'accumulent dans l'utérus et y provoquent toujours une inflammation intense.

Ces cols fibreux sont souvent le point de départ de douleurs vives dont les malades se plaignent. Elles sont dues, dans ces cas particuliers, aux nerfs qui se trouvent emprisonnés, enserrés par des brides fibreuses.

On constate souvent à cette période avancée de la maladie, la disparition des métrorrhagies, les règles elles-mêmes disparaissent : c'est alors l'aménorrhée complète.

L'utérus qui au début était gros, congestionné, se rétracte peu à peu, le sang en est chassé, les vaisseaux sont aplatis et disparaissent.

L'utérus est alors petit, dur, anémié; si on essaye de le couper, on éprouve une certaine difficulté : il crie sous le couteau. L'organe est mort.

DIAGNOSTIC

Le diagnostic de la sclérose utérine diffuse doit être fait avec la myomatose diffuse et avec les hypertrophies passagères de la ménopause.

Il ne faut pas se le dissimuler, c'est là un diagnostic très difficile,

La myomatose présente, dans nombre de cas, les mêmes signes que la sclérose diffuse; les hémorragies sont abondantes dans les deux cas, elles ne peuvent donc nous fournir aucun signe distinctif.

Seule l'hypertrophie diffère un peu. Dans la myomatose diffuse, cette hypertrophie se produit beaucoup plus rapidement; en un laps de temps, souvent très court, l'utérus devient très gros, mou, gardant l'empreinte du doigt. Dans la sclérose diffuse, cette hypertrophie est au contraire plus lente : c'est là le seul caractère différentiel de ces deux affections.

Le diagnostic de la sclérose diffuse d'avec les hypertrophies passagères de la ménopause n'est pas plus facile. Ces hypertrophies sont souvent accompagnées d'hémorragies; les femmes sont toujours plus ou moins nerveuses à cette période de leur vie et peuvent présenter cet état de nervosisme que l'on rencontre dans la sclérose diffuse. Un seul point peut guider le gynécologue dans ce cas : c'est l'âge de la malade. Si les symptômes qui nous occupent coïncident avec l'âge de la ménopause, on peut pencher du côté des hypertrophies passagères.

Très rarement un diagnostic ferme est possible ; seule l'histologie est capable de dire le dernier mot.

TRAITEMENT

Nous ne voulons pas écrire ici un chapitre de chirurgie, nous voulons simplement donner les grandes lignes du traitement de l'affection qui nous occupe.

Le traitement des scléroses de l'utérus doit être local ou général, suivant que la cause est elle-même locale ou générale. Nous avons vu, dans l'étiologie, que souvent la sclérose était due à l'inflammation chronique. La première indication sera donc, dans ce cas, de traiter l'inflammation utérine lorsqu'elle se montrera.

Lorsque la sclérose utérine s'est déjà implantée dans le col, lorsqu'on rencontre çà et là de petits nodules scléreux, un seul moyen se présente à nous, c'est l'abrasion de ces zones indurées ; nous trouvons ici l'indication précise des opérations d'Emmet et de Schrœder.

Si le calibre du canal cervical est diminué, s'il a même disparu, on s'empressera de le rétablir, permettant ainsi aux sécrétions utérines de s'écouler au dehors. On pourra agir sur l'utérus tout entier par l'électricité, essayant ainsi de le stimuler.

Dans les scléroses utérines de cause générale, on s'attaquera en premier à cette cause ; si la malade est une arthritique, on essayera par les moyens thérapeutiques indiqués en la circonstance de lutter contre la dégénérescence de ses organes (Iodure de potassium).

Si c'est une syphilitique, on prescrira le traitement spécifique.

Si enfin, on a affaire à une nerveuse, on luttera contre l'altération des centres trophiques par un traitement approprié : l'hydrothérapie sous toutes ses formes rendra les plus grands services ; on isolera cette malade, on la fera vivre à la campagne, loin des centres enfiévrés des villes, loin des mille préoccupations qui troublent l'existence.

CONCLUSIONS

I. — Au même titre que les autres viscères, l'utérus peut être affecté de sclérose.

II. — La sclérose utérine reçonnaît pour causes des altérations locales, ou une influence pathogénique générale (diathèse fibreuse).

III. — Les scléroses locales sont dues :

a) Aux inflammations d'origine infectieuse variant avec les conditions étiologiques de chaque infection.

b) Aux traumatismes utérins d'origine obstétricale ou chirurgicale. (Les actions des caustiques doivent rentrer dans cette catégorie.)

c) A l'influence de la diathèse fibreuse, de la syphilis, de la tuberculose, qui vient s'associer, dans certains cas, aux deux catégories précédentes, en modifiant les processus locaux dans le sens de l'hyperplasie fibreuse.

IV. — Les scléroses utérines de cause générale peuvent apparaître en dehors des conditions susénoncées. Elles se réclament alors de la diathèse fibreuse ou de l'infection syphilitique chronique.

V. — L'anatomie pathologique montre que les scléroses locales appartiennent presque exclusivement au col utérin ; elles peuvent dépasser secondairement cette région pour pousser des travées fibreuses dans l'isthme, dans les gaines des vaisseaux du paramétrium.

La sclérose utérine générale affecte l'organe dans son entier : c'est le gigantisme utérin qui diffère de la myomatose diffuse par l'hyperplasie de l'élément fibreux comparé à celle de l'élément musculaire.

VI. — La marche des scléroses utérines obéit à l'évolution successive de deux phases : hypertrophique et atrophique.

A la phase hypertrophique appartiennent les accroissements de volume, les congestions douloureuses, les hémorragies, etc.

A la phase atrophique correspondent les allongements des divers segments de l'utérus, les atrésies, le ralentissement des fonctions.

VII. — Le traitement est local et général.

Local il vise l'abrasion des zones indurées douloureuses, le rétablissement du calibre de la cavité de l'utérus, l'assouplissement de ses parois, etc.

VIII. — Le traitement général est dirigé contre la diathèse fibreuse (iodure de potassium) ; l'altération des centres trophiques (hydrothérapie) ; la syphilis dans les cas particuliers (cure antisyphilitique).

OBSERVATIONS

OBSERVATION I

Mme F... Huit grossesses, endométrite chronique très ancienne du corps et du col, bi-lacération du col, ectropion très marqué, allongement hypertrophique de la lèvre antérieure. Cautérisations multiples, curage et amputation du col, procédé de Schrœder; examen de la pièce. (Fig. 1.)

Cette observation est intéressante en ce qu'elle nous montre très nettement les différentes transformations des glandes du col sous l'influence des processus inflammatoires et de cicatrisation.

En V est la muqueuse normale de la partie vaginale du col. Les couches épithéliales ont été figurées par erreur un peu plus épaisses qu'elles ne le sont relativement au grossissement du reste de la figure.

En E est la muqueuse du col de l'utérus recouverte d'une couche d'épithélium cylindrique.

De V′ en V″ se voit un ectropion cicatriciel résultant des nombreuses cautérisations faites en ce point.

En GD sont des glandes à peu près normales du col, plongées dans l'épaisseur du tissu musculaire ; leur lumière est presque nulle, leur épithélium est sain.

En GK on voit des glandes (coupées transversalement) ayant déjà subi l'influence de l'inflammation ; leur calibre s'est développé dans des proportions considérables. En même temps elles ont subi un allongement et se sont enfoncées profondément dans le tissu musculaire. Leurs cellules épithéliales ont proliféré et augmenté de volume.

Autour des glandes quasi normales GD, il n'y a guère ou il ne reste que peu de traces d'une inflammation interstitielle ; le processus irritatif semble limité à l'épithélium. Aussi, pour expliquer la production des diverticules et des plissements nombreux que l'on observe à la coupe de quelques-unes de ces glandes, doit-on admettre l'intervention du système musculaire qui, lorsque l'orifice de la glande redevient perméable, après un certain temps de rétention des produits de sécrétion, resserre la cavité dilatée et en plisse les parois.

En GD' est une coupe longitudinale d'une glande dilatée ; on y voit un degré plus avancé.

L'inflammation en GK et en GD' a pénétré profondément dans le tissu musculaire, celui-ci a presque disparu tout autour des glandes pour faire place à du tissu conjonctif de nouvelle formation qui a déjà étouffé la plupart des petits vaisseaux. On trouve encore quelques cellules rondes infiltrées, indices d'un travail irritatif récent.

En B et B' sont apparemment des plis de la muqueuse interne du col éversée, encore tapissés par de l'épithélium cylindrique. Ces plis, par suite de la formation d'un pont épithélial pavimenteux à leur surface vaginale, sont transformés en cavités quelquefois closes, mais le plus souvent présentant un orifice fistuleux très étroit comme celui que l'on voit en A. — L'épithélium de ces cavités est différent de l'épithélium des véritables glandes ; il est moins épais et se colore uniformément en rouge par le picrocarmin.

En C est une glande en partie étalée par suite de la rétention de ses produits de sécrétion et s'ouvrant dans un repli obturé par la cicatrice en B'.

On la reconnait facilement à son bel épithélium palissadé à longues cellules transparentes.

En P sont des coins d'épithélium pavimenteux cicatriciel s'enfonçant dans les replis de la muqueuse interne éversée et remplaçant l'épithélium cylindrique de cette partie du col.

Cette partie cicatricielle de la muqueuse du col est fort intéressante à étudier. A première vue, on constate une différence très notable avec la muqueuse vaginale normale V qui est caractérisée par ses fines papilles régulièrement disposées et par ses couches d'épithélium pavimenteux peu épaisses ; alors que dans la portion que nous étudions les papilles sont très espacées, souvent énormes.

D'un autre côté, la couche épithéliale est trois ou quatre fois plus épaisse en certains points que sur la muqueuse normale.

A un fort grossissement, on constate que les cellules qui constituent ces couches épithéliales sont beaucoup plus volumineuses qu'à l'état normal, tant dans la couche profonde que dans la couche moyenne. Dans celle-ci les cellules acquièrent souvent (comme on le voit dans la figure 1) un volume considérable et subissent parfois la dégénérescence colloïde. On voit même, de distance en distance, des masses réfringentes dans lesquelles toute apparence cellulaire a disparu. Quand le processus est moins avancé, le noyau de ces grosses cellules est seulement repoussé vers la périphérie.

Cet état de l'épithélium indique une aberration de nutrition, une vitalité très grande en certains points, faible en d'autres.

Il serait intéressant de savoir si cette suractivité fonctionnelle est la résultante d'une influence microbienne ou simplement des cautérisations multiples faites sur la muqueuse interne du col éversée.

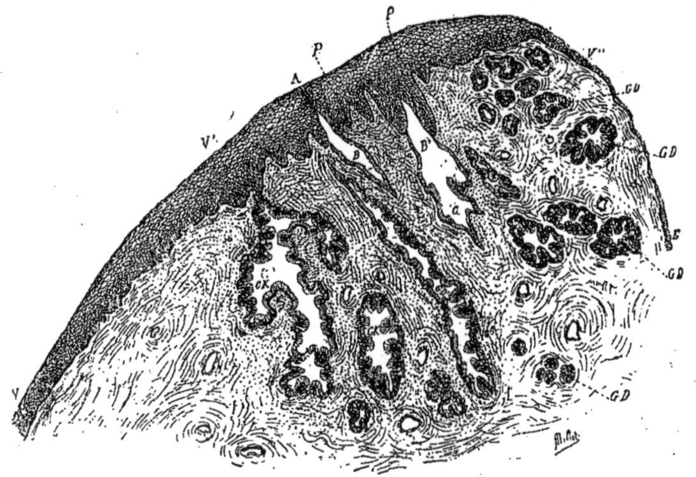

Figure 1.

OBSERVATION II

Mme B... Endométrite chronique du corps et du col, ectropion, dégénérescence kystique du col, pincement de glandes dans la cicatrice de la déchirure latérale. Curage de l'utérus. Amputation du col, procédé de Schrœder. Guérison. Examen de la portion du col enlevée au bistouri. — Coupe au niveau de la cicatrice du col. (Fig. 2.)

En V est la muqueuse vaginale normale. Dans la partie la plus voisine de ce point se trouve un kyste K gros comme un pois, enfoui dans l'épaisseur du col et recouvert par une couche de tissu conjonctif, dans laquelle se voit un autre petit kyste gros comme une tête d'épingle, et par de la muqueuse vaginale de nouvelle formation.

Ce kyste est rempli de mucus filant et de débris de cellules épithéliales provenant de sa surface interne qui est tapissée d'une couche continue d'épithélium glandulaire E. Sa capsule est constituée par des fibres de tissu conjonctif très dense, D, au milieu desquelles on trouve encore quelques fibres musculaires, lisses surtout vers les parties internes et externes.

Sur des coupes successives, il n'a pas été possible de trouver trace d'un orifice à ces glandes kystiques qui, par conséquent, doivent être considérées comme absolument oblitérées.

En se rapprochant de l'ouverture du col, on trouve quelques autres glandes G K qui, sans présenter le développement de celles que nous venons d'examiner, sont cependant dilatées; mais ici on n'a plus la même régularité des parois. Des diverticulums, des culs-de-sac existent encore, quoique déjà en partie étalés par la pression intérieure.

Dans la coupe qui a servi pour la figure 2, on voit en A les orifices de ces glandes très étroits et expliquant, par leur atrésie, la rétention du mucus, malgré l'effort expulsif constant produit par le tissu musculaire du col.

Ici on retrouve les cellules épithéliales de ces glandes avec les mêmes modifications dues à l'inflammation, que dans la figure 1.

Le tissu musculaire a fait en grande partie place à du tissu conjonctif de nouvelle formation. C'est déjà une forme plus ancienne que la précédente, et la régression scléreuse domine.

Enfin, comme dans la figure 1, l'épithélium cylindrique de la muqueuse interne du col éversé a disparu et a été remplacé par de l'épithélium pavimenteux qui a pénétré dans tous les plis de la muqueuse formant en certains points de véritables coins épithéliaux, s'enfonçant très profondément dans l'épaisseur du col.

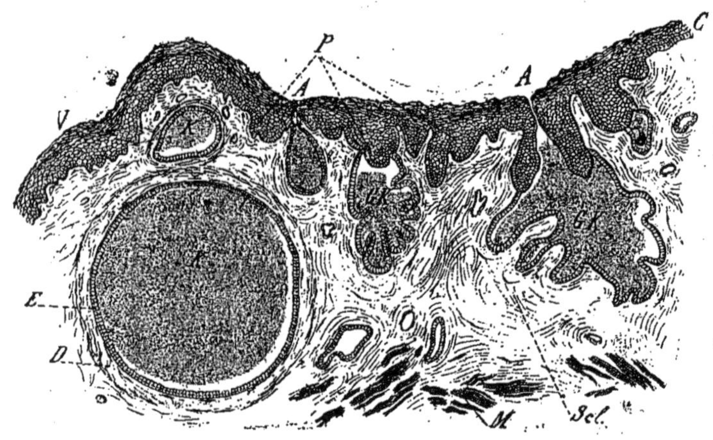

Figure 2.

OBSERVATION III

M. A... Col cicatriciel douloureux. Cautérisations multiples. Amputation biconique du col. Examen de la portion du col enlevée. (Fig. 3.)

Ici la cicatrisation de l'ectropion, de l'ulcération, ainsi que les anciens auteurs appelaient cette lésion, est presque complète, c'est-à-dire qu'il y a substitution de l'épithélium pavimenteux à tout ce qui était recouvert d'épithélium cylindrique dans cette partie de la muqueuse : glandes et muqueuse interne du col. A peine reste-t-il encore quelques rares cryptes glandulaires en A et B.

En B on voit la façon dont les glandes kystiques peuvent disparaître. La glande B, kystique, a été ouverte au thermocautère, sans doute.

La cavité une fois vide, la muqueuse a été repoussée vers l'extérieur sous l'influence de la contraction du tissu musculaire.

Dans quelques cas, cette muqueuse doit venir faire hernie et apparaître comme un point rouge au milieu de la surface rosée du col. Qu'à ce moment l'épithélium glandulaire soit détruit, et l'épiderme vaginal envahit tout ; la glande a disparu complètement. Sur le reste de la coupe, on voit que l'épithélium pavimenteux en couches stratifiées très épaisses, P, a rempli tous les replis naturels de la muqueuse ou les cavités creusées dans son intérieur par les pointes de feu appliquées comme traitement.

La disposition des couches épithéliales est assez intéressante à noter ; au milieu de ces gros clous épidermiques qui s'enfoncent dans les tissus on voit parfois les cellules s'incliner en couches stratifiées en forme d'entonnoir. Les cellules du milieu (C) sont presque cornées. Nous ne serions pas étonnés qu'une coupe faite parallèlement à la surface de la muqueuse et coupant perpendiculairement ces entonnoirs épithéliaux, ne donne l'aspect de globes épidermiques. Toutefois il serait facile de ne pas confondre cet aspect avec celui produit par un processus malin, le nombre des couches concentriques étant plus considérable et le volume de ces pseudo-globes épidermiques étant plus fort que de raison.

Les couches épithéliales sont nombreuses et très épaisses comme dans la plupart des cas de cicatrisation du col après des cautérisations répétées. A la coupe, il semblerait que l'on eût affaire à un papillome ; mais le processus est inverse, l'aspect papillaire n'est pas donné par l'hypertrophie des papilles, mais par les envaginations de la muqueuse.

Si on trouve quelquefois des îlots épithéliaux isolés au-dessous de la couche épithéliale, c'est qu'un diverticulum, un ancien cul-de-sac glandulaire actuellement rempli d'épithélium pavimenteux cicatriciel s'est présenté obliquement au rasoir (E), fig. 3.

Dans cette même figure, on voit en A la coupe d'un tube glandulaire sectionné obliquement et se présentant sous l'aspect d'un anneau d'épithélium cylindrique bordé d'un côté par une série de cellules épithéliales pouvant être confondues avec des cellules pavimenteuses, et qui ne sont autre chose que des cellules cylindriques coupées perpendiculairement à leur surface d'implantation.

Le tissu conjonctif sous-muqueux est très dense et très épais, c'est un processus de sclérose diffuse. Les fibres musculaires sont, toujours comme dans les inflammations chroniques, situées beaucoup plus profondément que normalement.

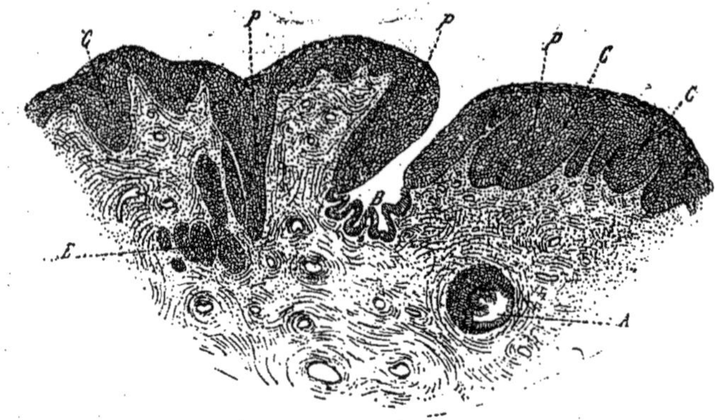

Figure 3.

OBSERVATION IV

Mme L. 32 ans, Épernay, du 16 juillet 1893.

Hypertrophie de l'utérus, sclérose fibreuse de toute la tunique musculeuse avec artérite et péri-artérite. Kystes du col : ovaire gauche polykystique, Hystérectomie vaginale.

Mère morte de cancer de l'utérus à l'âge de 39 ans.

Père alcoolique mort à 50 ans.

A un frère de 34 ans, bien portant, mais buveur.

Antécédents personnels. — Pas de maladie grave dans la première enfance.

Réglée à 14 ans régulièrement; depuis, les règles durent 4 à 5 jours;

parfois la malade éprouvait des douleurs lombaires à l'époque menstruelle, elle était même obligée de s'aliter lorsqu'elle était jeune fille, elle avait en même temps des vomissements.

Mariée à 21 ans, les premiers rapports ont été très douloureux.

Au bout de 16 mois, elle a accouché à terme d'une fille bien constituée, les suites de couches ont été pénibles, elle a une métrite *post partum*, des symptômes de péritonite, une déchirure profonde du col. On l'a cautérisée au nitrate d'argent, régulièrement tous les huit jours pendant une année.

Pendant tout ce laps de temps elle avait des pertes blanches.

Au bout de ce temps, elle allait assez bien; la leucorrhée persistait, mais moins abondante. Les règles étaient un peu douloureuses, mais de durée normale. Elle a nourri son premier enfant, malgré les phénomènes péritonéaux qu'elle a présentés à ce moment.

Six ans après, elle a accouché pour la deuxième fois, d'une fille qui est venue à terme. Elle nourrit pendant 15 mois ce second enfant, elle a à ce moment des pertes de sang plusieurs fois par mois, pendant tout le temps que dure la nourriture.

27 mois après, elle a une nouvelle couche. Enfant à terme, qu'elle nourrit 4 ou 5 mois; mais, comme elle a encore de nombreuses métrorrhagies, elle est obligée de renoncer à nourrir son enfant.

Cette dernière couche date d'environ 3 ans. La malade fut d'abord soignée à Épernay par le Dr Jacquinot.

Elle a beaucoup maigri depuis un an.

Appétit perdu; vomissements et diarrhée par crises; son poids a diminué d'environ 50 livres, elle présente beaucoup de pertes blanches depuis ce moment. Règles assez régulières, mais peu abondantes. Douleurs dans le bas-ventre.

La malade est nerveuse, quoique n'ayant jamais eu de crises.

Pâlit, rougit pour la moindre cause; se couvre de sueurs froides; les extrémités se refroidissent facilement.

Souffre en coïtant, n'a pas eu de rapports avec son mari depuis un an, tant la douleur est vive.

Sommeil difficile; rêves, cauchemars.

L'utérus est gros et mobile, col volumineux, les annexes sont sains, mais sont douloureux. Elle est venue à Paris dans le but de se faire opérer.

Opération le 19 juillet. — Hystérectomie vaginale, ablation des annexes. Utérus volumineux *très dur*. A la coupe, grosses travées fibreuses le sillonnant dans tous les sens.

Ces loges fibreuses limitent des cavités de dimensions variables encadrant des faisceaux de fibres musculaires.

Les artères ont leurs parois épaissies, elles restent béantes sur la surface de coupe. La tunique péritonéale est très épaissie, a une couleur blanchâtre lardacée.

Le col est gros, surtout la lèvre postérieure qui contient de gros kystes, peu d'ectropion.

L'ovaire gauche est gros comme une amande; il renferme de nombreux petits kystes.

Guérison.

OBSERVATION V

Mme D., 33 ans, de Lille.

Métrite cervicale scléreuse hypertrophique.

Pas d'antécédents pathologiques, forte constitution.

Réglée à 15 ans. Règles régulières, pas douloureuses, sans leucorrhée. Mariée à 20 ans. Accouchement un an après, se lève le 8e jour. Depuis lors, douleur abdominale médiane et dans le flanc gauche, s'irradiant dans la cuisse et la jambe, augmentant par la fatigue; leucorrhée.

Pendant dix ans, a été très fréquemment cautérisée par le Dr Tiriday, de Bruxelles, au nitrate d'argent, à la teinture d'iode et au nitrate acide de mercure. Pas d'amélioration. Phénomènes aggravés surtout depuis quelques mois. Le Dr Castelain, de Lille, pratique la dilatation à deux reprises différentes. Il l'adresse à M. Doléris.

La malade rentre à la Clinique le 8 février 1892.

Le 9 février, antisepsie vaginale.

Opération le 10 février.

Col très volumineux, largement ouvert, laissant apparaître sur les lèvres et principalement sur la lèvre postérieure, à 1/2 centimètre environ de l'orifice externe, de larges saillies mamelonnées, dures et résistantes. Par le col, écoulement d'un liquide puriforme assez abondant. Cavité utérine mesurant 8 cm. 1/2. Culs-de-sac libres. Annexes indemnes.

Le curettage ramène quelques fongosités. On pratique un écouvillonnage à la créosote. De larges incisions sont pratiquées sur le col latéralement, des lambeaux véritablement énormes sont taillés sur les deux lèvres. Tissu dur, scléreux, résistant, criant sous le couteau. Vaisseaux dilatés, saignant abondamment.

C'est un cas typique de sclérose nodulaire, due aux cautérisations répétées.

Suites opératoires excellentes.

La malade sort complètement rétablie le 24 février 1892.

Traitement. — Dilatation, curettage, Schrœder.

OBSERVATION VI

Mme D., 30 ans, Thomery.

Scléro-myomatose utérine. Périmétrite.

9 *mai* 1887. — *Antécédents héréditaires*. Rien de particulier.

Réglée à 11 ans. Menstruation régulière, peu abondante. Pas de maladies antérieures. Mariée à 21 ans. 5 enfants en six ans, tous à terme et en vie actuellement.

Dernier accouchement en mars 1884. 1er retard des règles au mois d'août 1884, suivi d'une perte; on soupçonne une fausse couche (sans preuve).

Suppression des règles pendant 3 mois, de novembre 1884 à janvier 1885.

Fausse couche le 10 février 1885. Depuis, souffrances vives (les médecins traitants diagnostiquent une pelvi-péritonite).

Repos au lit pendant 3 ou 4 semaines. Exagération des douleurs après les règles. Station debout impossible.

Elle a séjourné à la Clinique d'accouchement d'avril à juin 1886.

On a fait un traitement par des vésicatoires. On a applique 25 vésicatoires et 40 sangsues en deux ans. La douleur cause parfois des troubles nerveux, même du délire.

La menstruation a beaucoup diminué depuis 7 à 8 mois.

La douleur est surtout localisée à gauche. C'est de ce côté qu'a porté surtout la thérapeutique.

État actuel. — Examen de M. Doléris.

Le 9 *mai, examen.* — Relâchement léger de la paroi antérieure du vagin. Cystocèle peu accentuée. Utérus très dur en antéflexion fixe, repoussé un peu à gauche. Eversion légère des lèvres du col. Cul-de-sac gauche étroit et doublé de fausses membranes péritonéales. On ne sent pas l'ovaire ni par l'abdomen ni par le vagin.

Du côté droit, ovaire très volumineux, mais à peu près indolore.

Au spéculum. — Muqueuse du col normale. Orifice externe infundibuliforme, pas d'hypertrophie glandulaire apparente. L'orifice interne est large. Le canal utérin mesure 9 centimètres. Petites végétations dans le col. Sensibilité modérée.

De l'examen, il résulte :

Que les lésions les plus saillantes actuellement sont une sclérose de l'utérus, avec tendance à l'hypertrophie. L'origine a dû être l'endométrite septique, qui a suivi la fausse couche de février 1885; les phénomènes péritonéaux, qui ont été pour une grande part dans les premières phases de la maladie, paraissent aujourd'hui céder le pas à la métrite. La douleur semble avoir sa cause bien plus dans la lésion utérine que dans les vestiges cicatriciels de l'exsudation ovaro-salpingitique du côté gauche.

Quant aux lésions péritonéales, elles sont telles qu'on pourrait, à première vue, se tromper sur leur importance. Ainsi, à gauche, on ne perçoit pas l'ovaire, qui est peut-être atrophié. C'est là que les lésions maxima existaient, tandis qu'à droite l'ovaire est très volumineux.

Opération. Dilatation progressive poussée très loin.

11 *mai.* — Introduction d'une tige de laminaire.

Perte en petite quantité d'un sang épais et noirâtre, consistance de gelée.

Exacerbation douloureuse du côté gauche.

12 *mai.* — On retire la laminaire, qui a été bien supportée.

Introduction de deux tiges, placées côte à côte. Utérus en antéversion très manifeste.

13 *mai.* — Les deux tiges sont retirées. Cavité utérine bien dilatée dans toute son étendue. Attouchements de la cavité utérine à la créosote. On place de petits tampons iodoformés intra-utérins.

L'utérus remonte presque jusqu'à l'ombilic.

15 *mai.* — On retire les tampons.

18 *mai.* — Introduction d'une tige de laminaire.

19 *mai.* — Retrait de la tige. Tampon de glycérine iodoformée.

20 *mai.* — Tampon iodoformé.

21 *mai.* — Chloroformisation. Curage. Ecouvillonnage. Hystérométrie : 9 centimètres.

On enlève des masses polypeuses sur la paroi antérieure et l'orifice interne.

22, 23, 24 *mai.* — Douleurs aiguës du côté de la cuisse gauche.

25 *mai.* — Pansement iodoformé. Hystérométrie : 6 cm. 1/2.

L'antéflexion et la cystocèle persistent. Relâchement des parois vaginales, contrastant avec la situation élevée du col; je dis du col, car, en réalité, l'utérus est prolabé, mais s'appuie sur la vessie en raison de l'antéflexion. Cette déviation compensatrice est le pendant de celles qu'on observe dans d'autres cas. Le tissu est toujours extrêmement dur. La malade est bien.

1er *juin.* — Séance de faradisation. 3 minutes 3/4. Bien supportée.

3 *juin.* — 2e séance de faradisation, bien supportée tout d'abord. La malade a souffert un peu ensuite.

5 *juin.* — On sent toujours deux petits noyaux durs juxta-utérins.

Douleurs, ballonnement du ventre.

L'ovaire gauche est certainement malade; on renonce à la faradisation.

Le segment vaginal de l'utérus est en battant de cloche.

La muqueuse a plutôt l'apparence de la peau que d'une muqueuse.

L'hystérométrie a donné 7 cm. 1/2.

Il y a tendance évidente à l'allongement hypertrophique.

Introduction d'une tige de laminaire.

6 *juin*. — Nouvelle laminaire.

7 *juin*. — Introduction d'une éponge.

9 *juin*. — Nouvelle éponge.

14 *juin*. — On retire les tampons. La malade va mieux; l'exsudat du côté gauche a disparu.

18 *juin*. — Rien du côté des annexes. L'hystérométrie donne 7 centimètres. Prolapsus, avec un peu de tendance à l'hypertrophie.

Contracture des ligaments péri-utérins. L'isthme est dur.

8 *août*. — Grande amélioration. Utérus mobile, col diminué de volume, a perdu sa forme en battant de cloche.

La malade quitte la clinique.

OBSERVATION VII

Mme P., 53 ans, rue Nationale, 163.

Métrite kystique. Sclérose du col.

Menstruée à 16 ans, mariée à 22 ans.

Menstruation régulière, abondante, non douloureuse, pas de flueurs blanches.

9 enfants, tous les accouchements faciles, tous les enfants vivants. Restait peu au lit, 3 jours, retour de couches à l'époque ordinaire.

Le dernier enfant aura 13 ans, pas de flueurs blanches.

La malade souffre depuis sa première couche, en dehors des règles, dans les reins et le bas-ventre.

Au moment des règles, les douleurs sont les mêmes, pas exagérées, supportables.

Depuis 6 mois, la malade ne voyait plus ses règles. Le 10 janvier, elles apparaissent de nouveau, durent 15 jours, sont très abondantes, douleurs dans le ventre.

En mars, 2 pertes de 4 jours.

En avril, pertes plus considérables.

A cette époque elle est adressée à M. Doléris avec le diagnostic d'*épithélioma du col*.

L'utérus est petit, le col induré, surtout à droite, le vagin flasque.

La lèvre antérieure est dure, la lèvre postérieure petite, presque nulle se confond avec la paroi postérieure.

Cette lèvre postérieure est dure, érodée et se continue avec la paroi vaginale postérieure.

On enlève sous le chloroforme une portion du tissu suspect du col et l'examen révèle qu'on n'a pas affaire à un épithelioma.

L'examen histologique a été fait par le Dr Petit qui a reconnu que l'on avait affaire à de la sclérose et non à de l'épithelioma.

Le 12 mars 1891 on l'opère.

Schrœder. Curettage sans dilatation préalable.

Suites normales. La malade sort guérie le 20 mars 1892.

OBSERVATION VIII

Mme Schar. — 1er *février* 1887.— *Age* : 23 ans. *Non mariée.*

Cervicite. Sclérose du col.

Avortement il y a 9 ans, souffrante depuis longtemps. Il y a 2 ans, a été soignée à Berlin par Gunerow; injections chaudes.

Examen à l'entrée. — Col gros, volumineux; hypertrophie des glandes et de la muqueuse, écoulement séro-purulent très abondant, douleurs et pesanteur des reins, décharge purulente excessive des glandes du col.

3 *février.* — 1re laminaire.

4 *février.* — On la remplace par une plus grosse qui n'a pas franchi l'orifice interne.

5 *février.* — On retire la laminaire.

La cavité mesure 10 centimètres dont les 2/3 doivent appartenir au col, dont on peut constater l'hypertrophie sus-vaginale par la difficulté à traverser l'orifice interne. On assure la dilatation de l'orifice externe par 2 tampons iodoformés. La muqueuse du vagin va mieux.

6 *février.* — Difficultés pour extraire la laminaire trop courte, elle semble figée en arrière. Cautérisation au perchlorure de fer pur.

16 *février.* — Utérus : 7 cm. 5, sécrétion tarie. L'orifice interne est à 4 cm. 5 de l'orifice externe. Le col reste un peu long dans sa portion vaginale. L'hypertrophie sus-vaginale, constatée au début, paraît avoir cessé.

21 *février.* — Utérus, 8 centimètres.

Col gros, conique, l'écoulement est plus normal, presque incolore, peu abondant.

Les douleurs ont aussi diminué.

La malade sort en bon état, on lui prescrit de l'iodure de potassium et des injections chaudes au sublimé à 1/4000e.

La malade revient.

19 *janvier* 1888. — Opération de Schrœder. Curettage.

20 *janvier*. — Vomissements, grande lassitude, ni douleur ni hémorragie.

22 *janvier*. — Lavement, bon appétit, pas de douleur.

25 *janvier*. — Retrait des tampons, pansement.

2 *février*. — Retrait de deux fils de catgut qui tiennent encore. Les fils ont coupé et marquent des stries verticales plus ou moins profondes qui donnent au col un aspect déchiqueté. Au milieu de la lèvre antérieure un petit lambeau a été plus profondément incisé et ressemble à un petit polype. Injection et tampon iodoformé sec.

7 *février*. — Régularisation du col avec le thermocautère.

Résultat. — Guérison.

OBSERVATION IX

Mme B., de Saint-Paterne (Indre-et-Loire).

Métrite hyperplasique totale. Sclérose de l'utérus et de l'ovaire.

La malade a été réglée à 14 ans, mariée à 18 ans.

Antécédents, rien.

De 16 à 18 ans, crises nerveuses.

Les règles au début étaient très douloureuses, avec douleurs siégeant au bas-ventre; elles durent 4 ou 5 jours, sont peu abondantes et reviennent à époques fixes.

Avant d'être mariée, la malade prétend que ses règles étaient de beaucoup plus douloureuses, et déterminaient chaque fois des crises nerveuses, mais sans perte de connaissance. Elle souffrait et criait toute la journée, comme pour accoucher.

Peu après son mariage, grossesse, accouchement à terme d'une petite fille bien portante.

Depuis l'accouchement les souffrances pendant les règles sont moins vives, mais elles ont toujours persisté.

En octobre 1888, elle s'alite.

On constate une métrite intense. Elle a, sous l'influence de douleurs vives, des crises de nerf, avec perte de connaissance, tous les jours et quelquefois deux par jour.

14 *septembre* 1889. — Examen par M. Doléris.

Diagnostic. — Métrite hyperplastique du col et du corps. Phénomènes réflexes.

Pseudo-aménorrhée. Sclérose de l'utérus et de l'ovaire.

La malade avait à ce moment de grandes douleurs dans le bas-ventre du côté gauche et principalement dans les reins.

On a affaire à une femme forte, obèse, neurasthénique et hystérique.

Opération. — Dilatation pendant 24 heures avec une laminaire. Curage. On trouve quelques végétations, l'antéflexion est normale.

Utérus très dur. Après cette opération les crises de nerf ne reviennent pas ; la malade guérit.

OBSERVATION X

Mme L. — 1892.

Cervicite chronique, inflammation chronique des glandes, sclérose interstitielle, induration, induration profonde du stroma du col, traitement, curettage, incision bilatérale.

Pas d'antécédents pathologiques héréditaires.

La malade est une névropathe, réglée à 13 ans régulièrement, règles peu abondantes.

Les règles s'accompagnent toujours d'accidents nerveux. Entre les règles, leucorrhées.

Mariée à 24 ans. Les règles deviennent plus douloureuses, la leucorrhée plus abondante. Constipation opiniâtre ; troubles de la nutrition ; ni grossesses, ni fausses couches.

La malade se plaint d'une douleur particulière dans la fosse iliaque droite, irradiant dans les cuisses, jusqu'au genou et même quelquefois jusqu'aux articulations tibio-tarsiennes.

Le toucher vaginal est très douloureux, on constate que le cul-de-sac gauche est souple, ainsi que le cul-de-sac postérieur ; le cul-de-sac droit est dilaté et très douloureux ; cathétérisme très douloureux, cavité 7 centimètres.

L'utérus est petit, presque infantile ; annexes petits, légèrement enflammés ; nervosisme extrême.

Opération le 17 mai 1892. — Curettage, incision bilatérale du col, cautérisation des surfaces de section avec le thermocautère.

Guérison.

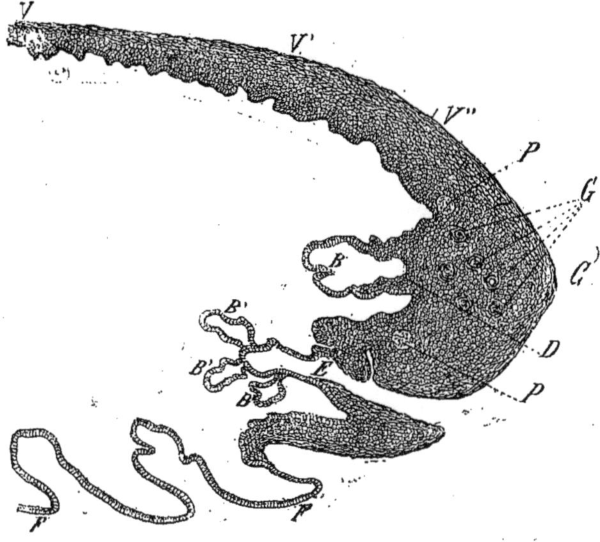

Coupe d'un col enlevé par amputation biconique pour catarrhe chronique et cicatrices douloureuses.

Le sommet *G* répond à la cicatrice et à l'ouverture externe du col.

En *V* on voit à la partie inférieure l'épithélium normal du vagin avec ses fines papilles. Au-dessus, *V' V''*, les couches épithéliales de la muqueuse s'épaississent et ressemblent à du tissu cicatriciel qui se forme sur le col éversé dont l'épithélium cylindrique a disparu et a été remplacé par de l'épithélium pavimenteux.

En *G* on voit la couche épithéliale augmenter et prendre en ce point jusqu'à 2 millimètres.

En *B* on voit une glande dont l'orifice semble complètement obstrué. En examinant de plus près cette glande, on voit que l'on a affaire à une pseudo-glande formée par un repli, une invagination de la muqueuse interne du col, éversée à la suite de déchirure.

En *E* on voit aussi une pseudo-glande.

En *B'* on voit de véritables glandes, en grappes bien caractéristiques avec leur épithélium typique.

En *F*, couche d'épithélium cylindrique caractéristique de la muqueuse interne du col.

En *P*, coupe de papilles très allongées, fines et ramifiées, se montrant sous la forme de quelques cellules de tissu conjonctif entourées de cellules épithéliales cubiques appartenant à la couche basale.

BIBLIOGRAPHIE

Archives de tocologie, 1883.

Archives de médecine, page 142, 1886.

Archives de tocologie, mai 1895.

ARAN. — *Maladies des femmes.*

ADAMI. — *Medical Record*, 21 mars, 4 avril, 11 avril 1896.

BONNET. — Thèse 1886. De la métrite syphilitique.

Bulletin de la Société de chirurgie, 1893, page 174.

BERNUTZ. — Maladies des femmes. *Société des hôpitaux*, 1855.

CHERON. — *Revue médico-chirurgicale*, 1879.

CORNIL. — Leçons sur les métrites. *Journal des connaissances médicales*, avril 1888.

CORNIL et BRAULT. — *Société anatomique*, 1888.

COURTY. — *Traité pratique des maladies de l'utérus.*

DELBET. — *Traité de chirurgie.*

DUFRAISSE. — *Métrite chronique.* Thèse, 1881.

DOLÉRIS. — *Congrès de gynécologie de Madrid*, mai 1888. — *Académie de médecine*, 15 avril 1890. — *Nouvelles archives d'obstétrique et de gynécologie*, années 1888 et 1889, 25 février 1891, 25 mars 1891, 25 mars 1893, 25 juin 1893, 25 mars 1894, 25 mai 1894, 25 janvier 1895.

DOLÉRIS et PICHEVIN. — *Traité de gynécologie.*

DOYLE. — *Métrite et alcoolisme.*

FOULQUIER. — Thèse 1881. *De la syphilis utérine secondaire.*

GALLARD. — Journal *la Médecine de Paris*, février 1896.

HUCHARD. — *Journal de la santé publique*, 15 mai 1885.

HANOT et GOMBAULT. — *Archives de physiologie*, 1882.

HEMMET. — *Cicatrices fibreuses.*

JACOBS. — *Pathogénie de la métrite.* Polycl. Bruxelles, 15 décembre 1893.

JULIEN. — *Traité de la syphilis.*

LANCEREAUX. — Article « arthérite » du dictionnaire. *Archives de médecine*, juin 1880.

LETULLE. — *Traité de l'inflammation.*

LABBÉ. — *Archives de médecine*, 1885.

MORNEAU. — *Thèse* 1891.

MEYER. — *Arch. f. ginäck.*, 1883.

MARTINEAU. — *Artério-sclérose.*

Martin. — *Archives de médecine*, 1881-1886.
Montgomery. — *Inflammation de l'utérus.*
Manard. — *Thèse* 1893.
Nouvelles Archives de gynécologie, 1894.
Potocki. — *Société d'anatomie*, 1896.
Pichevin. — *Gazette médicale de Paris*, 1895.
Pichevin. — *Société obstétricale*, 1895, nº 47, page 553.
Pilliet. — *Gazette hebdomadaire*, 3 mai 1896.
Pozzi. — *Traité de gynécologie.*
Quenu. — *Mercredi médical*, page 551, 22 novembre 1893.
Quenu. — *Société de chirurgie*, 1893.
Skene. — *Gynécologie.*
Revue générale de clinique, page 225, 1892.
Straus. — *La tuberculose.*
Scanzoni. — *Gynécologie.*
Trépant. — *Métrite et diathèse.*
Thiercelin. — *Thèse* 1889.
Tillaux. — Métrite chronique du col. *Progrès médical*, 3 février 1894.
Vermeil. — *Thèse* 1880.
Lancet. Inflammation de l'utérus, 20 juillet 1895.
Duplaix. — *De la sclérose.* Thèse 1890 et *Archives de médecine*, 1888.
Debove. — *Archives de médecine* 1887.

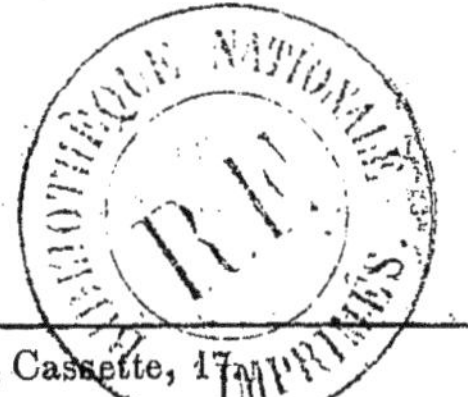

Paris. — Imprimerie F. LEVÉ, rue Cassette, 17.

www.ingramcontent.com/pod-product-compliance
Ingram Content Group UK Ltd.
Pitfield, Milton Keynes, MK11 3LW, UK
UKHW020943180726
13838UKWH00003B/1096

9 782329 118475